Impressum

Alles Genetik oder was?! Die Genetik-Lüge

50 epigenetische Konzepte & essentielle Fakten zum Thema Ernährung

 Eine Haftung des Verlags, des Vertriebs und der Autoren für Personen-, Sach- und Vermögensschäden ist ausgeschlossen. Dieses Buch ist ein Leitfaden und kein medizinisches Sachbuch. Besprechen Sie deshalb grundsätzlich therapeutische Maßnahmen mit Ihrem Arzt oder Heilpraktiker. Vorliegende Angaben und Informationen stellen keine gesundheitsbezogenen Werbeaussagen für Lebens-, Nahrungs- oder Nahrungsergänzungsmittel dar, sondern sind Ausdruck meiner Meinungsfreiheit i.S.v. Art. 5 | 1 GG

Autor: Yunus Güven
Auflage August 2019

ISBN 978-3-00-063723-0

Dieses Buch widme ich meinem
geliebten Sohn Imraan,
meinem Ein und Alles.

Ich hoffe, Du wirst
eines Tages stolz
auf mich sein
und ähnlich
altruistische und
wissbegierige Wege
gehen wie Dein Papa.

Für Deinen Papa
ist das Wissen
das höchste Gut
auf diesem Planeten
und die Anwendung
der Weg der Glückseligkeit.

„Wissen hat den höchsten Ertrag,
mehr als jeder Bauer und Bänker
zu tragen vermag.

Nur der bemerkt, der selber weiß,
ein Ertrag aus Büchern in Leid und
Schweiß.

Ein Erlös in Früchten,
den keiner zählen kann,
jaaa,
das Wissen ist nicht Sache Jedermann."

Mein Sohn, sei dir bewusst:

„Wissen ist Tugend."

In Liebe,
Dein Papa.

Der Arzt der Zukunft wird keine Medizin verabreichen, sondern seine Patienten vielmehr dazu anregen, sich für den menschlichen Körper, für Ernährung und für die Ursache und Prävention von Krankheiten zu interessieren.

Thomas Edison (1847-1931)

Inhaltsverzeichnis

Aufklärung

Immanuel Kant sagte:

„Selbstdenken ist die Aufklärung
oder nach einer gemein herrschenden Maxime
selbst zu denken."

Dieses Buch ist dazu gedacht, im Themengebiet „Ernährung & Gesundheit" aufzuklären. In den meisten Fällen sind Informationen aus den Massenmedien sehr verzehrt und sind unter der Deutungshoheit parteiischer Institutionen. Allgemeingesellschaftliche Paradigmen relevanter Themengebiete führen oft zu einer Ohnmacht und der unbewussten Entmündigung des Individuums, weil sie sehr komplexe lebensübergreifende Wissenschaftsdisziplinen darstellen. Der menschliche Körper ist einer der komplexesten Organismen, die es auf dem Planeten gibt und benötigt tiefgreifendes Wissen in diversen Bereichen der Naturheilkunde, Physiologie, Psycho-Neuro-Immunologie, Genetik und Epigenetik. Aus diesem Grund ist es die Aufgabe eines Kollektivs oder Fachpersonals, ein skeptisches und wissensdurstiges Bewusstsein zu pflegen, um die tatsächliche Aufrechterhaltung der Gesundheit, die Herangehensweise bei Krankheit und die Verbreitung von wissenschaftlich bewiesenen Gesundheitslehren zu gewährleisten.

Er sagte Ähnliches:

„Aufklärung ist der Ausgang des Menschen aus seiner selbstverschuldeten Unmündigkeit. Unmündigkeit ist das Unvermögen, sich seines Verstandes ohne Leitung eines anderen zu bedienen. Selbstverschuldet ist diese Unmündigkeit, wenn die Ursache derselben nicht am Mangel des Verstandes, sondern der Entschließung und des Mutes liegt, sich seiner ohne Leitung eines anderen zu bedienen."

Ich wünsche allen Lesern köstlichen Genuss am Lesen!

Vorwort von Andreas Bachmair

Meine erste Begegnung mit Yunus werde ich wohl nie vergessen! Ein Patient, mit dem ich bereits eine Erstanamnese vereinbart hatte, rief mich an und fragte, ob er jemanden mitbringen könne, der ganz viele Fragen zum Thema Impfen und Gesundheit hätte und gerne mitkommen wolle. Ich verneinte das, da ich an diesem Tag nicht so viel Zeit hatte. Der Termin kam und was geschah? Neben meinem Patienten stand noch jemand vor der Tür: "Ich habe ihn jetzt doch mitgebracht, er kennt Ihre Bücher und wollte Sie unbedingt kennenlernen!" Schicksal, dachte ich, das solle jetzt wohl so sein. Ich merkte, wie ihn das Thema interessierte und er immer wieder tiefsinnige Fragen stellte. Dies war der Beginn einer wunderbaren Freundschaft. Wenn Yunus etwas interessiert, dann vertieft er sich in das Thema und will alles wissen. Er wälzt Unmengen Fachbücher und scheut sich auch nicht davor, ungewöhnliche Wege zu gehen. So wie bei mir.

Jeder, der seine Beratung wahrgenommen hat, weiß, wovon ich spreche. Er lässt viele an seinem Wissen teilhaben und möchte den Menschen helfen, wieder gesund zu werden. Sein erstes Buch, die Genetik-Lüge, soll die Menschen daran erinnern, wie einfach es eigentlich ist, gesund zu leben und ein wenig mehr Verantwortung für sich und seine Gesundheit zu übernehmen. Denn viele haben diese Verantwortung heute abgegeben und denken, ihre Gesundheit sei etwas Selbstverständliches und wenn etwas nicht funktioniert, dann konsultiert man eben den Arzt.

Aber auch ein Arzt ist nicht die Lösung, wenn man nichts an seinen ungesunden Lebens- und Essensgewohnheiten ändert. Denn für unsere Gesundheit sind nur wir selbst verantwortlich!

Lieber Yunus, ich wünsche Dir mit Deinem Erstlingswerk viel Erfolg und hoffe, dass Du viele Menschen dazu bewegst, mehr auf ihre Gesundheit und ihre Lebensweise zu achten und einen Blick hinter die Kulissen der Lebensmittel-und Pharmaindustrie zu werfen.

Andreas Bachmair
kant. dipl. Naturheilpraktiker
Schwerpunkt Impfschadensbehandlung in Kreuzlingen
Dozententätigkeit an verschiedenen Heilpraktiker-Schulen
Schweiz

„Wer nicht jeden Tag
etwas für seine Gesundheit aufbringt,
muss eines Tages sehr viel Zeit für die
Krankheit opfern."

Sebastian Kneipp

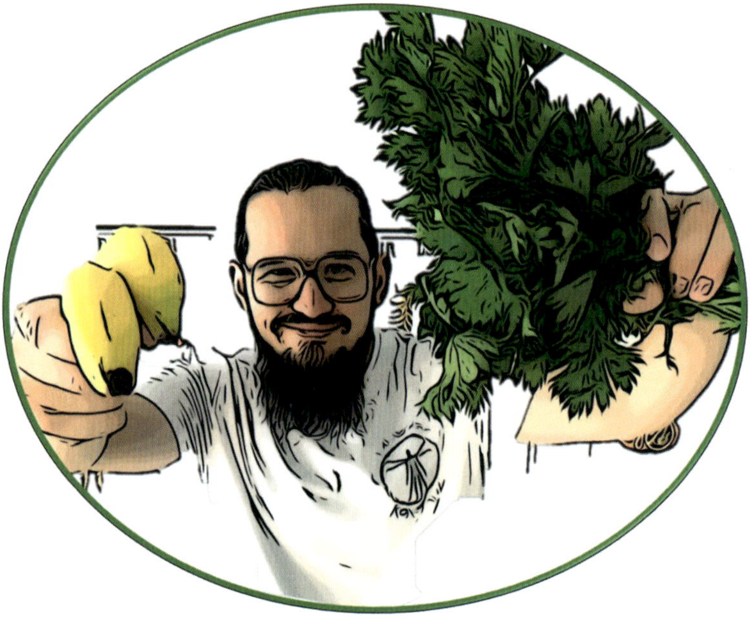

Einleitung in wissenschaftliches Denken und Epigenetik

Man sagt in Deutschland:
„Die Wahrheit von heute ist die Lüge von morgen."

Wieso erwähne ich am Anfang meines Buches dieses bekanntes Sprichwort?

Das liegt daran, dass ich meinen Lesern suggerieren möchte, dass es in gesundheitlichen Angelegenheiten nicht die **„eine" Wahrheit** gibt.

Mein Wunsch ist es, aufzuzeigen, dass die gängigen Meinungen über die zeitgenössischen Ernährungs- und Gesundheitsmythen **zu dogmatisch, zu fanatisch oder schlicht falsch** sind.

Jeder argumentiert so, als sei seine Ernährungsform **„Der heilige Gral"**, der der einzige Weg ist, um gesund zu werden und berücksichtigt dabei nicht das Individuum.
Was für den einen das Richtige ist, kann für den anderen das Falsche sein.

Friedrich Nietzsche sagte:

„Jedes Sehen ist perspektivisches Sehen."

Dies gilt auch für den derzeitigen Stand der Forschung, für ihre Interpretation und Auswertung. Ob sich eine „Gesundheits- oder Ernährungswahrheit" erhärtet oder bewahrheitet, ist nicht nur abhängig von der Konkretisierung durch weitere Studien, der Fähigkeit der interpretatorischen Instanzen, sondern auch von den banalen Dingen, wie den Interessengruppen, die an der Studie beteiligt sind und denen, die die Studien finanziell ermöglichen.

Es ist die Kunst, aus einer neutralen Position heraus alle Informationen zu verknüpfen, zu verwerten und zwischen den Zeilen lesen zu können.

Schon Johann Wolfgang von Goethe zitierte prägnant:

„...Man muss das Wahre immer wiederholen, weil auch der Irrtum um uns her immer wieder gepredigt wird, und zwar nicht von Einzelnen, sondern von der Masse. In Zeitungen und Enzyklopädien, auf Schulen und Universitäten, überall ist der Irrtum oben auf, und es ist ihm wohl und behaglich im Gefühl der Majorität, die auf seiner Seite ist."

Wie schön sich die Geschichte doch in Parallele zu Goethes' Zeit heutzutage wiederholt mit Blick auf das Internet, die Suchmaschinen, die Magazine oder auch die heutigen „Bildungsinstitutionen". Was **wahr** oder **falsch** ist differenziert zu betrachten, erkannte schon Goethe, Persönlichkeit und Autorität des öffentlichen Lebens, **als Maxime der Deutung sogenannter „Wahrheiten".**

Es gilt, im Sinne der Gesundheit die kulturellen Hintergründe, die Sitten, die Verträglichkeit, die gesundheitlichen Voraussetzungen, die Umwelteinflüsse und die mentale Beschaffenheit zu berücksichtigen.

Meiner Meinung nach sollte man auf diesen Grundlagen Ernährungskonzepte aufbauen, um für den Einzelnen die Basis seiner Gesundheit zu schaffen.

Der provokante Titel meines Buches beruht auf der verbreiteten Annahme, dass unsere Krankheiten bereits durch unsere Gene vorherbestimmt sind. **Wiederum ist diese Behauptung eine der größten Lügen der heutigen Zeit.**

Um es nochmal zu verdeutlichen:

„Die Wahrheit von heute ist die Lüge von morgen."

Eine Wissenschaft, die genau das belegt hat, ist die **Epigenetik.** Sie zeigt uns auf, welchen Einfluss Umweltfaktoren, dazu zählt auch die Ernährung, auf unsere Gene hat. Ich mache Dir ein ganz einfaches Beispiel:

Wir alle kennen die Behauptung: „Da Dein Vater, Dein Großvater und Dein Urgroßvater das hatten, wirst Du das auch bekommen, daran führt kein Weg vorbei."

Die wissenschaftliche Tatsache ist jedoch, dass durch Veränderung der Lebensumstände und Verhaltensweisen die Genexpression positiv beeinflusst wird und Genesung als auch Gesundheit vom Körper eingeleitet werden können.

Epigenetische Einflussfaktoren

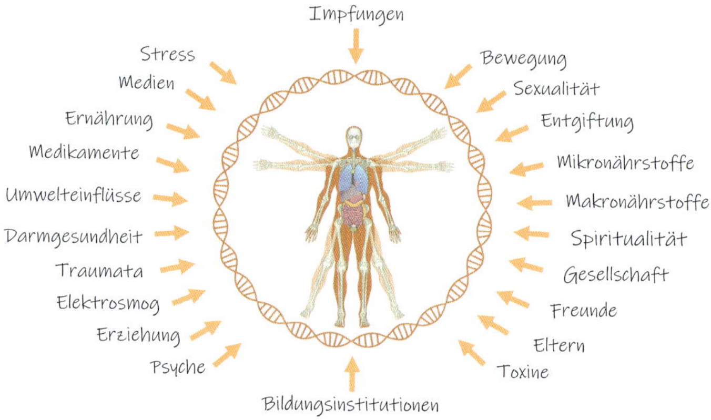

Arthur Schopenhauer kommentierte schon zu seiner Zeit:

**„Alle Wahrheit durchläuft drei Stufen.
Zuerst wird sie lächerlich gemacht oder verzerrt.
Dann wird sie bekämpft.
Und schließlich wird sie als selbstverständlich angenommen."**

Genau diese geistreiche Aussage Arthur Schopenhauers spiegelt sich in der Genetik-Lüge des 21. Jahrhunderts wider. Am Anfang haben sich Ärzte darüber lustig gemacht, wenn Alternativmediziner und Naturheilkundler die These aufstellten, dass die Genetik kein fatalistischer Mechanismus, sondern sehr stark durch die Verhaltensweisen und die Lebensführung zum Positiven hin veränderbar ist. Diese Tatsache etabliert sich in der therapeutischen Praxis immer mehr und wird im Rahmen des medizinischen Erfolgs in Erwägung gezogen, vor allem weil das Internet mit seiner multiplikativ-pluralistischen Eigenschaft die Epigenetik in den Vordergrund gerückt hat. Schließlich sind Menschen durch die Verbesserung ihrer Verhaltensweisen und der Veränderung ihrer Lebensumstände gesund geworden, obwohl sie verurteilt wurden, unheilbar an ihren Krankheiten leiden zu müssen.

Vielen Menschen wird die Vitalität nicht nur durch falsche Informationen und psychologische Manipulation relevanter Institutionen vorenthalten, sondern es steht vor allem das auf Krankheit getrimmte Unterbewusstsein im Weg.
Dies zu erkennen ist der erste Schritt und das Sich-Bewusstwerden über die Gewohnheiten, die man entwickelt hat und welches Leid, welchen Schmerz und welche daraus resultierende Kraftlosigkeit sie verursacht haben.

Gewohnheiten können einen ins Verderben stürzen aber auch auf die höchsten Stufen des Erfolgs katapultieren. Getreu dem Sprichwort:

„Der Erfolg ist die Summe Deiner positiven Gewohnheiten."

So kann ein Mensch, sobald er dies erkannt hat oder der Leidensdruck groß genug geworden ist, seine Gewohnheiten Schritt für Schritt ändern und den Weg des Erfolgs und der Vitalität einschlagen.

Als weitere Problematik der heutigen Gesellschaft steht ein falsches Konzept der Genesung im Raum. Wir werden in ein System hineingeboren, in dem wir nichts über krankheitsvorbeugende Maßnahmen erlernen. Jedoch liegt genau hierin der Ursprung der Lösung gesundheitlicher Probleme.

„Prävention ist besser als Heilung."

Über Jahrhunderte hinweg war diese Kernaussage in den Köpfen der Menschen verankert. Zivilisationskrankheiten, wie wir sie heutzutage kennen, gab es früher nicht.

Schon Hippokrates bekräftigte die Prävention mit folgendem Wortlaut:

„Wer stark, gesund und jung bleiben möchte und seine Lebenszeit verlängern will, der sei mäßig in allem, atme reine Luft, treibe tägliche Hautpflege und Körperübung, halte den Kopf kalt, die Füße warm und heile ein kleines Weh eher durch Fasten als durch Arznei."

Durch den Entzug dieser gesundheitlichen Weisheiten wurden wir entmündigt und verloren die Selbstverantwortung. So ist die **Selbstverantwortung** der effektivste und der korrekteste Weg, nach dem ein Mensch streben sollte.

Otto Bismarck sagte:
„Die Scheu vor der Verantwortung ist eine Krankheit unserer Zeit."

Wie trefflich sind seine Worte, denn in dem Moment, in dem wir unsere Gesundheit in die Hände eines anderen legen, wird er damit entweder verantwortungsvoll oder systemgetreu umgehen, denn es ist nicht seine Gesundheit. Es ist die Verantwortung über sich selbst, die man in allen Bereichen seines Lebens tragen sollte, um mit reinem Gewissen und voller Verantwortlichkeit zu leben.

Voltaire sagte:
Wir sind verantwortlich für das, was wir tun, aber auch für das, was wir nicht tun."

Ein gewaltiger Schritt, seine Lebensumstände und Verhaltensweisen zum Positiven hin zu verändern, ist die gezielte Umsetzung der **folgenden Ernährungsprinzipien.**

Ich nehme Dich mit auf die Reise, eine neue Seite der Ernährung kennen zu lernen, die weder Verzicht noch große Einschränkung mit sich bringt. Ferner wirst Du überrascht sein über die Vielfalt an Lebensmitteln und Möglichkeiten, die Dir mehr Wohlbefinden und Vitalität schenken werden.

Die zwei goldenen Grundsätze

1. „Unsere Nahrungsmittel sollten Heil-, unsere Heilmittel Nahrungsmittel sein."

Hippokrates

2. „Die Dosis macht das Gift."

Paracelsus

Mit diesen zwei Grundsätzen widmet sich mein Buch den universell-anthropologischen Gesetzen der Ernährung. Von Anbeginn des menschlichen Daseins stellte **die Be- oder Entlastung durch die Ernährungsauswahl** die Krankheit oder die Gesundheit des Menschen dar.

Das Buch entspringt meiner Erfahrung aus den letzten 10 Jahren als Gesundheits- und Ernährungsberater, meinem Drang, autodidaktisch alternativmedizinisches Wissen zu erlernen und basiert auf der derzeitigen wissenschaftlichen Datenlage.

Jedes Individuum oder Kollektiv, das diesen Grundgesetzen des Körpers zuwiderhandelt, wird eines Tages, früher oder später, den Verlust seiner Vitalität oder seiner Gesundheit am eigenen Leibe zu spüren bekommen.

So ist es als ein roter Faden durch den Ernährungsmythen-Dschungel zu sehen. In der Verwirklichung des Buches hat die Liebe zur Tatsache die größte Rolle gespielt und das Fehlerlos-Sein meines Werkes ist eine Utopie. Mit aller Bescheidenheit bin ich dazu bereit, neue Erkenntnisse für weitere Aktualisierungen aufzunehmen, denn Ignoranz ist das Tor zur Unwissenheit.

Chronische Krankheiten sind ernährungsbedingt. Wir haben uns in diesen Schlamassel hineingegessen und jetzt müssen wir uns wieder hinausessen.

Mark Hyman

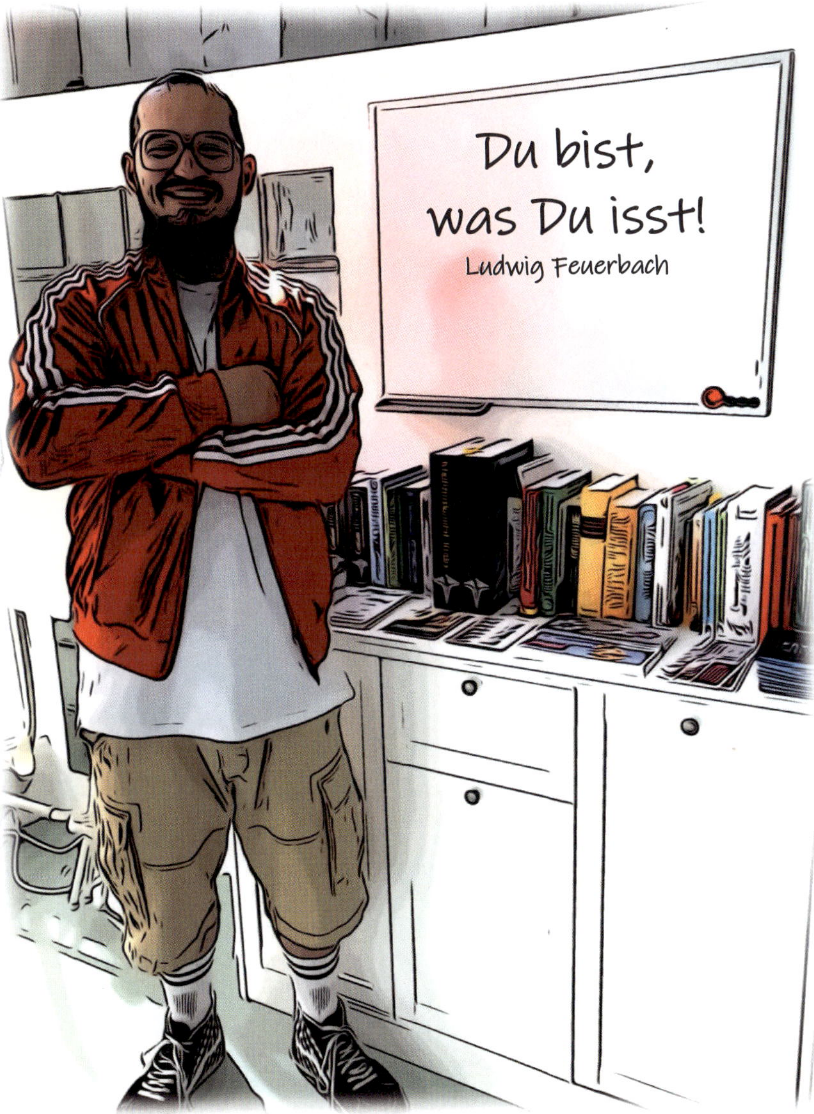
Du bist,
was Du isst!
Ludwig Feuerbach

1.

„Der Tod sitzt im Darm."

Sokrates

Schon vor Jahrhunderten wussten die Menschen, dass Krankheiten in den meisten Fällen im Darm beginnen. Die größte Belastung für unseren Körper entsteht durch das, was wir in unseren Körper hineinlassen und an welchen krankheitsfördernden Gewohnheiten wir festhalten.

Dr. Pierre Dukan sagte:
„Bis zu unserem fünfzigsten Lebensjahr dreht uns die Lebensmittelindustrie ihre überzuckerten, viel zu fettigen Produkte an, um uns dick zu machen. Ab unserem fünfzigsten Lebensjahr übernimmt dann die Pharmaindustrie das Ruder."

2.

Einer der renommiertesten Ernährungsmediziner, **Dr.med. Bruker (1909-2001)**, sagte: **„80 Prozent aller Krankheiten sind vermeidbare, ernährungsbedingte Zivilisationskrankheiten."**

Sprich, Du wirst krank durch das, was Du isst oder wirst dadurch fit und gesund. Wenn Du Drogen zu Dir nimmst, merkst Du nach kurzer Zeit, dass sie Dir schaden und Du erkennst die Gefährlichkeit darin. **Die ungesunde Ernährung ist auch eine Droge, sie tötet Dich langsam, aber sicher.**

3.

Lerne, zu hungern.
Wenn Du hungerst, aktiviert sich das Energiespar-Gen
„Sirtuin", wodurch Dein Körper aus so wenig Nahrung wie möglich so viel Energie wie möglich bereitstellt und speichert. Ist dieses Gen durch Hunger aktiviert, scannt es die kaputten Zellen und repariert sie.

Wusstest Du, dass an den Folgen der Untererernährung jährlich 9 Millionen Menschen sterben und dreimal so viele Menschen an den Folgen der Überernährung? Die 4 bekanntesten Zivilisationskrankheiten Krebs, Herzkreislaufkrankheiten, Schlaganfall und Diabetes entstehen aus der Unterdrückung genau dieses Gens und der Übersättigung durch Nahrung.

Tipp: Pflanzenkostreiche Nahrung aktiviert Sirtuin wie das Hungern. Warum? Weil sie eine Menge an Polyphenolen (sekundäre Pflanzenstoffe) enthält und hierdurch die Genexpression auf Sirtuin-Tätigkeit eingestellt wird.

4.

Fasten oder intermittierendes Fasten führt zur Kontrolle über Deinen Körper und zur Regulierung Deines Hormonhaushaltes, der Deine **Hunger- und Sättigungshormone** steuert.

Du solltest mindestens 12-16 Stunden fasten, 8 Stunden lang darfst Du Essen. P.S: gemäßigt Kaffee zu genießen wirkt sich positiv auf den Körper aus, weil Kaffee wertvolle sekundäre Pflanzenstoffe hat. Konventioneller Kaffee ist Gift, aber Kaffee, der Qualität hat, ist zu empfehlen.

Kleiner Tipp: **Eiweißreiche Nahrung sättigt.**

Die Kombination aus **eiweißreichen Nahrungsmitteln in Verbindung mit Ballaststoffen** regulieren Deinen Blutzucker, verleihen Dir ein längeres Sättigungsgefühl und die Ballaststoffe unterstützen das wichtigste Organ in Deinem Körper, den Darm. Natürlich sollten die Quellen so pflanzlich wie möglich sein. Bewiesenermaßen kann der Konsum von zu viel tierischem Protein, besonders bei gesundheitlicher Schwäche oder chronischem Leiden, kränker machen oder Deine Vitalität einschränken.

Ballaststoff- und proteinreiche Quellen

- Süßlupine
- Sojabohnen
- Sojasprossen
- Natto
- Quinoa
- Buchweizenfocken
- Paleomüsli
- Chiapudding
- Chiasamen
- Linsen
- Kichererbsen
- Hanfsamen
- Erbsen
- Mungbohnen
- Reisprotein
- Erbsenprotein
- Glutenfreies/ Süßgräserfreies Brot (Firma Schär empfehlenswert)
- Kokos-/Reisnudeln
- Süßlupinenprotein
- Hanfprotein
- Sojaprotein
- Kürbiskernprotein
- Johannisbrotkeimli ngprotein
- Sprossenproteinpul ver
- Gemüsespaghetti
- Shiratakinudeln
- Konjaknudeln
- Reisnudeln
- Linsennudeln
- Kichererbsennudeln
- Humus
- Buchweizennudeln Mais- /Süßkartoffel- nudeln
- Teffmehlspaghetti

Du kannst die Proteinquellen in Form von Shakes im Internet oder im Bioladen erwerben. Mit diesen Shakes kannst Du leckere Smoothies machen oder sie in Deine Mahlzeiten einbauen. Proteinpulver ist eine einfache, praktische und schnelle Möglichkeit, den Eiweißbedarf täglich zu decken, um Schlaf, Bindegewebe, Immunsystem, Muskeln und Hormonhaushalt zu unterstützen.

5.

Es gibt einen toxischen Hunger, dieses Hungergefühl kommt aus dem **Mund.**

6.

Der echte Hunger kommt aus einem **Gefühl im Magen,** wenn Dein Magen knurrt oder Du eine leichte Spannung im Magen-Darm-Trakt verspürst. Wenn Du ein gutes Körpergefühl hast, merkst Du, ab wann Dein Energielevel und Blutzucker absinken, sodass Du Nahrung zu Dir nehmen kannst.

7.

Koche selbst. Junk-Food und Fast-Food machen **krank und müde.**

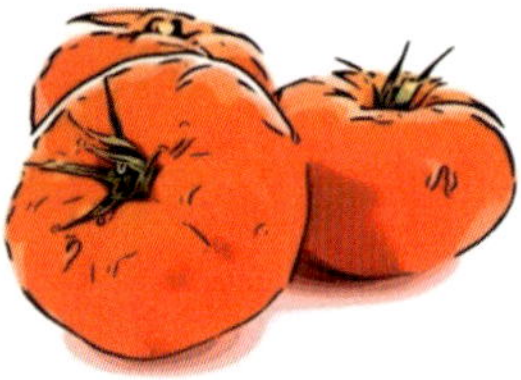

8.

Plane einen Tag vorher,
was Du isst.
Mach' keine Religion aus
Deiner Ernährungsweise,
tu' es für Dich und **lass
andere in Ruhe,** außer, sie
haben echtes Interesse.

9.

Meide die Bäckerei, wenn Du unterwegs bist.

10.

Wenn Du **unterwegs** bist, habe immer etwas Gesundes zum Naschen dabei,

z.B. Nüsse, Gemüse, Obst, Reiswaffeln, Maiswaffeln, Datteln, Beeren oder milchfreie Schokolade mit mindestens 80 Prozent Kakaoanteil.

Beeren sollten immer ein Teil Deiner Ernährung ausmachen. Sie sind eine reichhaltige Quelle krebshemmender und entzündungshemmender Pflanzenstoffe und beinhalten eine Menge Vitamine.

Himbeeren – Blaubeeren
Erdbeeren – Brombeeren –
Heidelbeeren – Acaibeeren
Cranberries – Gojibeeren –
Maulbeeren

11.

Geh' nicht hungrig einkaufen,
dann landen nur **Dickmacher** und
Krankmacher in Deinem
Einkaufskorb.

12.

Mach' Dir einen Einkaufszettel, bevor Du gehst und halte Dich an diesen, **ohne schwach zu werden. Kontrolliere Dich.**

13.

Hör' auf Deinen Körper und auf die Stunden nach den Mahlzeiten, so findest Du heraus, **was Dir gut tut und was nicht.**

Lucrez (um 96 - 54 v. Chr.) sagte:
„Was dem einen Nahrung ist, mag für den anderen ein starkes Gift sein."

14.

Goldene Regel:
Kaufe möglichst ausschließlich Nahrungsmittel ein, **die keine Zutatenliste haben,** außer es sind sinnvolle oder gesundheitlich unbedenkliche Zutaten.

15.

Kaufe möglichst alles in
Bio-Qualität ein, am besten
Demeter, Naturland, Bioland und
Ökoland.

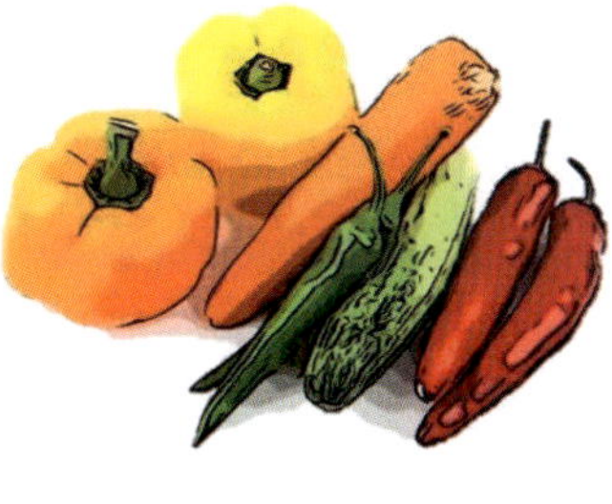

16.

Kurzfristig gesehen ist Bio teurer, aber es zahlt sich in der Zukunft aus, denn Krankheit durch eine instabile Darmflora und durch krebserregende Pestizide ist unbezahlbar. Jeder Euro Bio ist ein Investment in Deinen Körper.

„Sage mir, was du isst, und ich sage dir, wer du bist."

Jean Anthelme Brillat-Savarin (1755-1826), Schriftsteller

Bio-Siegel

Folgende Bio-Siegel sind zu empfehlen.

Demeter	Empfehlung der Vitaminotheke
Bioland	Empfehlung der Vitaminotheke
Naturland	Empfehlung der Vitaminotheke
EU-Bio-Siegel	Beschränkte Empfehlung der Vitaminotheke
Ökoland	Empfehlung der Vitaminotheke

Pestizidbelastung

Die Environmental Working Group (EWG) veröffentlicht jährlich eine Liste der schmutzigsten konventionellen Lebensmittel mit den höchsten Pestizidkonzentrationen. 2019 sind dies:

- Erdbeeren
- Spinat
- Nektarinen
- Äpfel
- Trauben
- Pfirsich
- Kirschen
- Birnen
- Grünkohl
- Tomaten
- Sellerie
- Kartoffeln

Die geringste Belastung war vorzufinden in:

- Avocado
- Mais
- Ananas
- Kohl
- Zwiebel
- Erbsen
- Papaya
- Spargel
- Pilze
- Aubergine
- Honigmelone
- Kiwi
- Cantaloupe Melone
- Blumenkohl
- Brokkoli

Hinweis: Die EWG aktualisiert diese Liste jährlich.

17.

Trinke Quellwasser!

Lass' die Finger weg von Leitungswasser, denn es ist belastet mit Hormon- und Medikamentenresten. Wenn Du Leitungswasser trinkst, benutze Aktivkohlefilter. Gelegentliche Wasserkuren mit Umkehrsosmosewasser kannst Du auch einbauen, um verstärkt zu entgiften.

Mehr als die Hälfte Deines Körpers besteht aus Wasser.

Wenn Du zu wenig trinkst, ist die Giftstoffausleitung über die Nieren eingeschränkt und Dein Blut wird dicker. Trinke mindestens 1,5-2 Liter täglich, wenn Du Sport machst 2-3 Liter. Wasser hemmt den Appetit, fördert die Entgiftung und regt Deinen Stoffwechsel an.

18.

Meide Weizenprodukte, sie bauen Deine wertvolle Darmflora ab (80 Prozent Deines Immunsystems), **sie machen süchtig,** träge, **müde** und sind sehr **nährstoffarm.** Süßgräser **(Weizen, Hafer, Dinkel, Roggen, Couscous, Bulgur etc.)** beinhalten Antinährstoffe wie **Gluten, Lektine und Phytinsäure,** diese bauen Deine Darmflora ab und führen langfristig zu einem Leaky-Gut-Syndrom. Die Aufnahmefähigkeit des Darms wird extrem geschwächt.

Phytinsäure schränkt die Aufnahme von Mineralien wie Kalzium, Magnesium, Eisen und Zink ein. Des Weiteren werden die essentiellen Verdauungsenzyme wie Pepsin und Trypsin blockiert und begünstigen die Entstehung von Hefepilzen im Darm.

Besonders, wenn Du krank bist oder unter dem chronischen Müdigkeitssyndrom leidest, solltest du Süßgräser komplett meiden.

Alternative Nahrungsmittel

Glutenfreie Nahrungsmittel	Glutenhaltige Nahrungsmittel
Buchweizen Amarant Bohnen Nussmehl (Mandelmehl) Pfeilwurzmehl (Maranta) Gari (Maniokmehl) Mais Bohnenmehl Hirse Hirsemehl Kartoffelmehl Tapioka (Maniok, Cassava, Yucca) Kichererbsen Leinsamen Maismehl Quinoa Reis, alle Varianten Teffmehl (Zwerghirse) Reiskleie Sago Sojamehl Süßkartoffel Getreidefreies- Glutenfreies Brot (mittlerweile in jedem Supermarkt erhältlich)	Hartweizen Dinkel Einkorn Grahammehl Fladenbrot Gerste Grieß Haferflocken, Hafermilch, Hafermehl Industriell hergestelltes Soja (enthält typischerweise Weizenmehl) Kamut Couscous Malz Weizen (Kleie, Keime, Stärke) Matzenmehl Orzo (ital. für Gerste/ Pasta) Roggen Seitan (Weizenfleisch) Tofu (enthält typischerweise Gluten, Glutenmehl) Emmer Triticale (Kreuzung aus Weizen & Roggen) Weizengrütze (Bulgur)

19.

Halte Dich bei der Auswahl Deiner Nahrungsmittel an die Lebensmittel mit der niedrigsten glykämischen Last. Je tiefer die glykämische Last, desto weniger Belastung für Deine **Bauchspeicheldrüse und für Deinen Körper.** Du findest im Internet Listen zur glykämischen Last.

20.

Nudeln und Brot machen
dumm und träge.

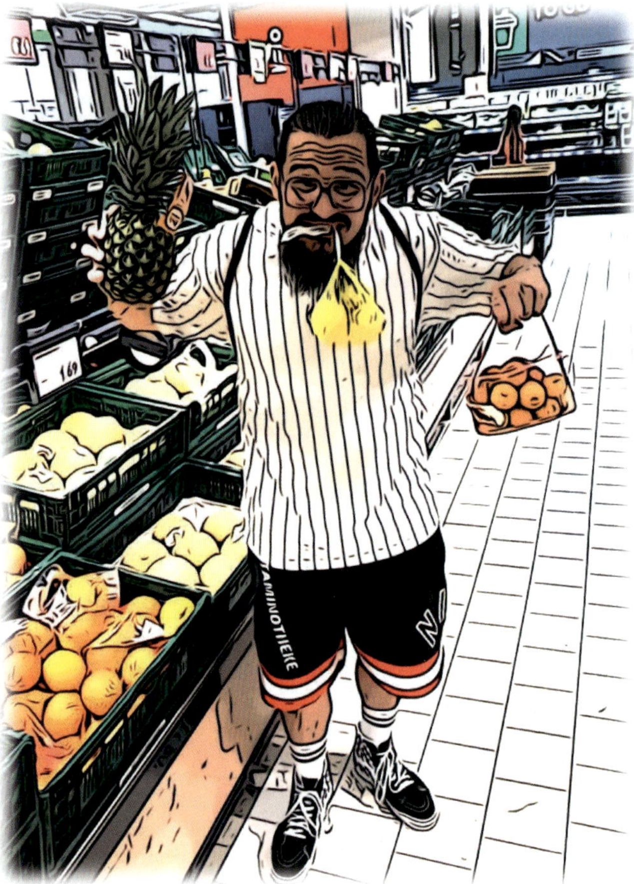

In der einen Hälfte unseres Lebens opfern wir die Gesundheit, um Geld zu erwerben; in der anderen opfern wir Geld, um die Gesundheit wieder zu erlangen. Und während dieser Zeit gehen Gesundheit und Leben von dannen.

Voltaire

21.

Meide klassische Backwaren.
Wenn Du naschen willst, kannst Du Low Carb oder Paleo Nachtische selbst machen, das Internet ist voller Rezepte.

22.

Meide, so gut es geht, verarbeitete und industriell hergestellte Lebensmittel. Sie sind der Fluch des 21. Jahrhunderts und mitverantwortlich für alle Zivilisationskrankheiten.

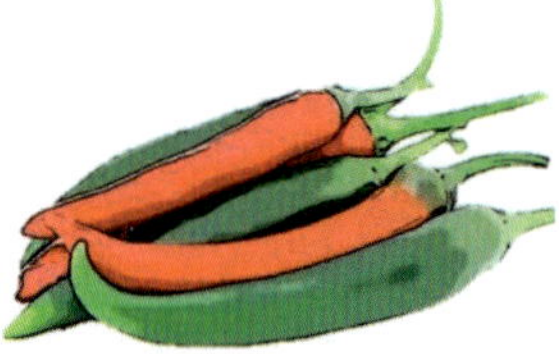

23.

Meide, so gut es geht, hochglykämische verarbeite Kohlenhydrate - **Pizza, Pasta, Pommes und Brot.** Greife zu Alternativen und Pseudo-Getreide, wie z.B. zu **Quinoa, Amarant und Buchweizen.** Auch **Hirse, Reis, Maniok und Süßkartoffeln** ist zu empfehlen.

Pseudogetreide

Sind Körnerfrüchte von Pflanzenarten, die nicht zur Familie der Süßgräser gehören, aber genauso verwendet werden können. Die Samen sind meist sehr reich an komplexer Stärke, Eiweiß, Mineralstoffen, Spurenelementen und gesunden Fettsäuren.

Pseudogetreide besitzt zwar keine Eigenbackfähigkeit, wie beispielsweise Weizen oder Roggen, ist aber ansonsten ähnlich wie Getreidearten verwendbar.

Die wichtigsten Pseudogetreidearten:

- **Buchweizen** – Knöterichgewächs
- **Quinoa** – Fuchsschwanzgewächs
- **Amarant** – Fuchsschwanzgewächs

24.

Meide konventionelle Milchprodukte, sie können bei regelmäßigem Genuss allergische Reaktionen auslösen und Akne, Pickel, Hautunreinheiten, Entzündungen oder Autoimmunerkrankungen begünstigen. Diese Milchkühe werden **künstlich schwanger gehalten, werden weder artgerecht gehalten noch artgerecht ernährt, sind sehr gestresst und** vollgepumpt mit Medikamenten, Antibiotika und Steroiden.

25.

Konventionelle Milchprodukte können **Deinen Darm zerstören.** Die Darmflora ist Dein höchstes Gut. Milch aus der Massentierhaltung hat zu viele Omega 6 und Omega-9-Fettsäuren, die entzündungsfördernd wirken. **Durch die Pasteurisierung und Homogenisierung ist sie nicht mehr bekömmlich und ungesund.** Dies gilt auch für pasteurisierte und homogenisierte Bio Milch, außer es handelt sich um Bio Rohmilch.

Milchersatz

Ersatz für Milchprodukte	Milchprodukte
Sojamilch Mandelmilch Reismilch Reis-Mandelmilch Hirsemilch Kokosmilch Cashewmilch Haselnussmilch Macadamiamilch Sahne aus Reis, Kokos, Soja Pflanzlicher Joghurt (Kokos, Mandel, Lupinen) Kokosöl Vegane Käsealternativen (mit so wenig Zusatzstoffen wie möglich) Alternativ: Rohmilchprodukte (wenn sie für Dich verträglich sind, wenn nicht, bitte meiden)	Milch Sahne Joghurt Butter Käse

26.

Bio Rohmilchprodukte aus ethischer Haltung sind in Maßen erlaubt, gelegentlich verzehrt stellen sie eine nährstoffreiche Quelle dar. Wiederum ist diese Milch nur zu empfehlen, wenn Du sie verträgst. Bei chronischen Krankheiten oder chronischen Schmerzen solltest Du die Milch komplett meiden, denn in diesen Fällen fördert sie die gesundheitliche Problematik.

27.

Zucker ist Gift!

Krebszellen verbrauchen **200 mal mehr Zucker als gesunde Zellen,** wie der Nobelpreisträger Otto Warburg schon in den 1920er Jahren entdeckte (sog. Warburg-Effekt). Der Verzehr von zuckerhaltigen Nahrungsmitteln ist eine der größten Ursachen für Krebs, macht die Zähne kaputt und verstopft die Arterien. Zuckerhaltige Nahrung lässt **Pilze und Hefe sprießen,** was die Darmflora beeinträchtigt. Es entstehen bestimmte überwuchernde Darmbakterienstämme, die die Energieproduktion Deines Darmes blockieren und die Resorptionsfähigkeit einschränken.

Wenn man morgens, mittags, abends und zwischendurch vermehrt verarbeitete Kohlenhydrate isst, produziert manch ein Durchschnittsbürger **so viel Insulin an einem Tag, wie ein Mensch vor ein paar hundert Jahren in seinem gesamten Leben.**

Schlussendlich wird man zuckerkrank. Es entsteht Typ 2 Diabetes, weil die Zellen eine Insulinresistenz entwickeln. Der Zucker im Blut gelangt nicht mehr in die Körperzellen und in Folge produziert der Körper immer mehr Insulin. Es entsteht ein Teufelskreis.

Was wiederum viele nicht wissen, ist, dass Zucker auch dem Gehirn langfristig Schaden zufügen kann. Durch Überzuckerung und Insulinüberproduktion werden die Insulinrezeptoren an den Zellen gestört und zuckerintolerant. Das Gehirn verlernt, Zucker als Energieträger zu benutzen. Der Zucker-/Glukosemangel in den Zellen führt dazu, dass für die Funktionsfähigkeit des Gehirns wichtige Neurobotenstoffe nicht mehr ausreichend produziert werden können, was die Gehirnleistung nachhaltig beeinflusst und zu neurodegenerativen Erkrankungen wie Alzheimer und Demenz führen kann. Man nennt dies auch Diabetes Typ 3. Zudem unterdrückt zu viel Insulin die gesundheitsfördernde Synthese von Wachstumshormonen und das Schlaf-Regenerationshormon Melatonin.

28.

Meide isolierten Zucker, tausche ihn gegen **Xylit, Erythrit oder qualitativen Bio Rohhonig** aus.

29.

Ernähre Dich so vegan/vegetarisch wie möglich und iss' so viel Rohkost wie möglich. **Eine pflanzenbasierte/-reiche und fleischarme Ernährung hat sich immer bewährt.** Naturvölker wie zum Beispiel die Bewohner der japanischen Okinawa-Inseln und die Tsimané, sind Veganer, Vegetarier oder sie essen wenig Fleisch. Sie gehören zu den gesündesten Völkern der Erde. Auch die Mittelmehrkost hat sich als sehr gesund bewährt. Studien zeigen, dass diese Ernährungsvarianten den größten Vorteil für die Gesundheit bringen.

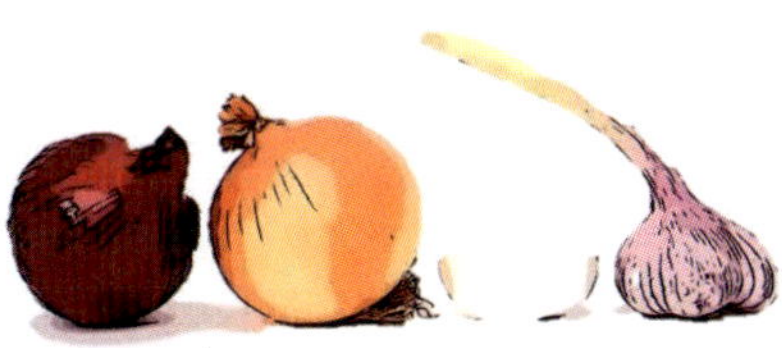

„Divide et impera" - „spalte und herrsche"
„Panem et circenses - „Gib ihnen Brot und Spiele"

Liebe Fleischesser und liebe Veganer, spaltet die Menschheit nicht und haut euch nicht **„pseudoargumentativ"** die Köpfe ein, indem ihr die Ernährungsweise zu einer Ideologie erhebt, zu einer Art Religion, ohne dass ihr es bemerkt. Die Menschheit ist schon gespalten genug, benötigt viel mehr Frieden und Respekt untereinander und Nachhaltigkeit im Umgang mit der Erde. Sensibilisiert euch gegenseitig durch vorbildliches Handeln und Aufklären in den Bereichen, in denen Aufklärung notwendig ist, sodass der Schaden an Menschen, Tieren und der Natur sich so stark wie möglich verringern kann. Verfallt nicht den perfiden Spaltungsmechanismen der Medien und der relevanten Institutionen. Diese Regierungsmethoden wandte schon vor Jahrhunderten das römische Imperium an, um die Massen abzulenken und in ihrem Proletariat vor sich hin vegetieren zu lassen. Reicht euch die Hand, verbessert gemeinsam die Welt und unterlasst die unendlichen Diskussionen, ob Fleisch zu essen gesund/unethisch ist oder nicht, oder ob pflanzliche Ernährung für den Körper mangelhaft/unethisch ist oder nicht. **Sie führen zu nichts.**

Diese fruchtlosen Missionierungsversuche fallen perspektivisch-neutral betrachtet unter das weitere imperiale römisch geprägte Regierungskonzept **„Gib ihnen Brot und Spiele!"**. Früher organsierten die Regierenden primitive Veranstaltungen, in denen sich „Favoriten" im Kampf blutrünstig töteten, wobei die Bürger darin ihre Freizeitaktivität sahen. Heute werden die Menschen mit „Brot und Spiel" auf ideologischer Ebene in den Kampf untereinander geschickt, um vor den wirklichen Problemen, die wir auf dem Planeten haben, abzuwenden, sodass die nicht-kollektiven Interessen der wahren Übeltäter des Planeten unentdeckt bleiben. **Reduziere Deine Ansicht der Ernährungsweise nicht zur Maxime aller Handlungen.** Lass' es jedem seine eigene Sache sein, was er in seinen Magen lässt, aber nutze jeden passenden Moment, jemandem eine weise Ansicht mitzugeben.

Ideologiefreie Aufklärung ist die Lösung, nur so kannst Du Dinge verändern oder verbessern. Veränderung ist ein Prozess und diesen musst Du bei Deinen Mitmenschen mit Intellekt ins Rollen bringen, sodass annehmbare Sichtweisen Anwendung finden können, die zu mehr Gesundheit führen oder zu weniger Schaden auf dem Planeten. Psychoanalytisch betrachtet möchte sich der Mensch in der Diskussion immer in der moralischen Überlegenheit aufhalten, diese mit **„wissenschaftlichen/faktischen Beweisen" oder auch kulturell bedingten Paradigmen untermauern** und verliert durch diese Herangehensweise die realitätsnahe Wahrheitsfindung. In der Folge führt dieses Verhalten in den meisten Fällen zu keiner Verbesserung auf beiden Seiten, sondern zu mehr Verbissenheit in der Ideologie und blockiert das Gehirn, andere Meinungen und Ansichten neu aufzunehmen oder in Erwägung zu ziehen. Also? Seid kein Werkzeug der Spaltung, bringt Frieden. Wie sagt man so schön in Deutschland: „Wenn zwei sich streiten, freut sich der Dritte."

30.

Nimm so viel Chlorophyll wie möglich zu Dir, in Form von Salaten und grünen Smoothies!

Chlorophyll ist der natürliche grüne Farbstoff, der von Organismen gebildet wird, die Photosynthese betreiben. Das Blattgrün hat eine der gesundheitsförderndsten Eigenschaften, die auf dem Planeten zu finden sind. Es regt die Bildung roter Blutkörperchen im Knochenmark an, entgiftet den Organismus von Umweltgiften wie Aflatoxinen bremst das Krebszellenwachstum und wirkt sehr stark antioxidativ.

Grünkohl – Chlorella – Spirulina – Petersilie – Chinakohl – Weizengras – Gerstengras – Spinat – Sellerie – Brokkoli – Grüner Salat –

31.

Iss' Kräuter und Wildpflanzen, sie unterstützen Leber, Niere und Galle. Die bekanntesten Beispiele sind **Brennnessel, Löwenzahn, Spitzwegerich, Giersch, Bärlauch und Koriander**. Sie entgiften und entwässern, haben einen hohen Nährstoffgehalt, fördern die Verdauung, wirken antibakteriell und entzündungshemmend und sind voller gesundheitsfördernder sekundärer Pflanzenstoffe.

32.

Iss' Sprossen, sie haben mehr Mikronährstoffe als herkömmliche Lebensmittel. Suche Dir Sprossen aus, die Dir schmecken und baue sie in Deine Mahlzeiten ein.

33.

Meide Fleischprodukte aus der Massentierhaltung, es ist genauso wie mit der Milch. Stell' Dir mal vor, man würde Dich in den Stall stecken, Dich nie rauslassen, vollpumpen mit Medikamenten, Antibiotika und Steroiden. **Meinst Du, Du würdest gesund sein? Nein! Sondern todkrank.** Deswegen iss' Fleisch in Bio-Qualität. Fleisch aus der Massentierhaltung hat zu viele Omega 6 und Omega-9-Fettsäuren, die entzündungsfördernd wirken. **Fleisch in Bio-Qualität ist teurer und der Preis wird Dich dazu bringen, automatisch weniger Fleisch zu essen.**

Gelegentlicher Konsum von Bio-Fleisch aus ethisch vertretbarer Haltung wird Dich nicht in Deiner Gesundheit einschränken. Vielmehr hat auch Bio-Fleisch bioverfügbare Aminosäuren und Mikronährstoffe. Wer jetzt mit der China-Study argumentiert, ignoriert, dass diese auf Untersuchungen mit tierischen Proteinen aus der Massentierhaltung basiert und sie damit keine evidenzbasierte Grundlage für die Behauptung ist, dass Fleisch generell krank macht.

34.

Auf Fisch (je kleiner die Fische desto weniger sind sie belastet) und Eier in Bio-Qualität **musst Du nicht verzichten.** Achte darauf, dass Dein Fisch aus nachhaltigem Fischfang kommt.

Fisch hat wertvolle Omega-3-Fettsäuren, die unsere Gehirnfunktion unterstützen, **Entzündungen hemmen** und unsere Zellen stabilisieren.

35.

Eier sind voller essentieller Nährstoffe. Dass sie angeblich das Cholesterin erhöhen, ist schon längst widerlegt. In einem Ei ist alles vorhanden, was ein neues Leben benötigt (Vitamine, Mineralien, Spurenelemente, Aminosäuren und gesunde Fette usw.). Auch hier ist auf Bio-Qualität zu achten.

36.

Koche mit Ghee oder Kokosnussöl (gibt es auch gedämpft ohne den Kokosgeschmack). Kokosöl kann man problemlos stark erhitzen und es ist gesund.

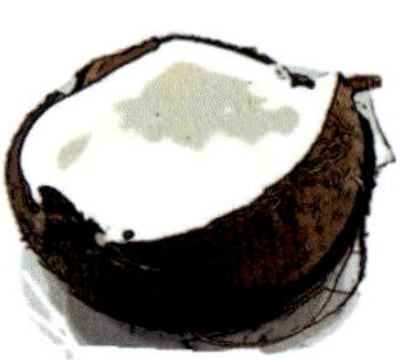

37.

Olivenöl Extra Virgine ist auch eine Alternative, aber Vorsicht: es ist bei hohen Temperaturen bei weitem nicht so hitzebeständig wie Kokosnussöl. Olivenöl beinhaltet den sekundären Pflanzenstoff Oleocanthal. In Studien konnte bewiesen werden, dass mit diesem Pflanzenstoff eine große Bandbreite an Krebszellen abgetötet werden kann. Am Mittelmehr lebende Völker, die sich nach der Mittelmehrkost ernähren, profitieren seit Jahrhunderten von der Vielschichtigkeit der gesundheitsfördernden Eigenschaften hochwertigen Olivenöls.

38.

Meide Transfettsäuren, d.h., verzehr' keine Margarine, keine Bratfette, kein Sonnenblumenöl, kein Distelöl, kein Sojaöl, kein Rapsöl und koche mit diesen Fetten auch nicht. **Raffinierte Produkte dieser Art sind der Tod!** Transfette sind versteckt in vielen verarbeiteten Nahrungsmitteln, z.B. in den meisten Fast-Food Produkten, in Pommes, Wurstwaren, Chips, Schokolade, fertigen Backwaren und vielen weiteren Fertigprodukten.

Wissenschaftliche Untersuchungen haben gezeigt, dass Transfette die Gesundheit gefährden, den LDL-Spiegel erhöhen und den HDL-Spiegel senken. Dieser Zustand führt zu **Arteriosklerose (Verkalkung der Gefäße) und erhöhtem Herzinfarkt- und Schlaganfallrisiko.** Transfette schädigen das Gehirn, weil sie starken oxidativen Stress verursachen.

39.

Fette machen nicht fett!
Isolierte Transfette machen fett, fördern Entzündungen und machen krank! Entscheide Dich immer für die gesunden Fette aus Nüssen, Samen, Avocado, Eiern, fettem Fisch, Schwarzkümmelöl, Leinöl, Kokosnussöl, Ghee oder Rohmilchbutter.

40.

Trink' vor jeder Mahlzeit ein 1-2 Gläser Wasser. Mit dieser Gewohnheit tritt Dein Sättigungsgefühl schneller ein, regt Deine Darmtätigkeit an und die Nährstoffe können aus der Nahrung besser aufgenommen werden.

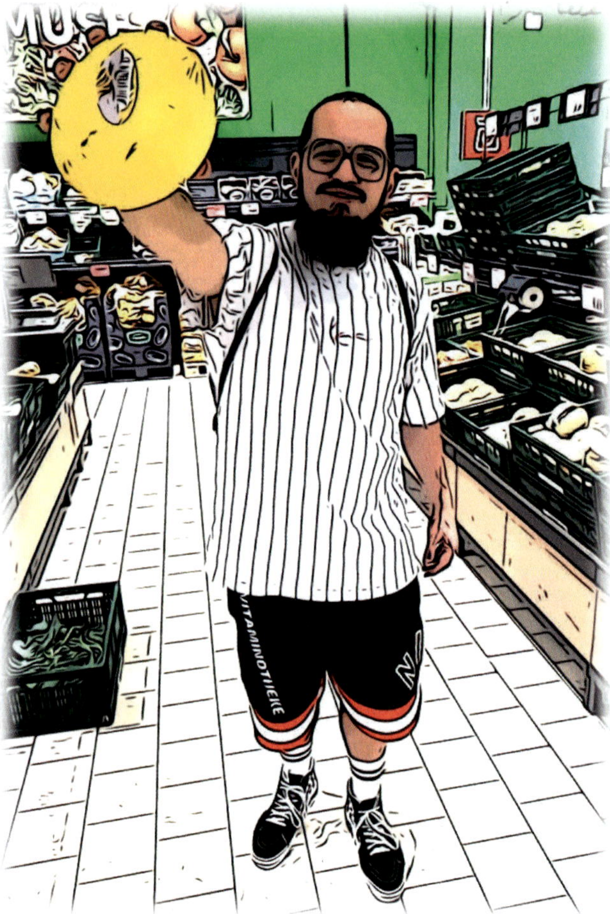

Wenn Du nicht bereit bist, Dein Leben zu ändern, kann Dir nicht geholfen werden.

Hippokrates

41.

Fruchtsäfte aus dem Supermarkt machen dick und krank, genauso wie süße Getränke, z.B. Cola etc.

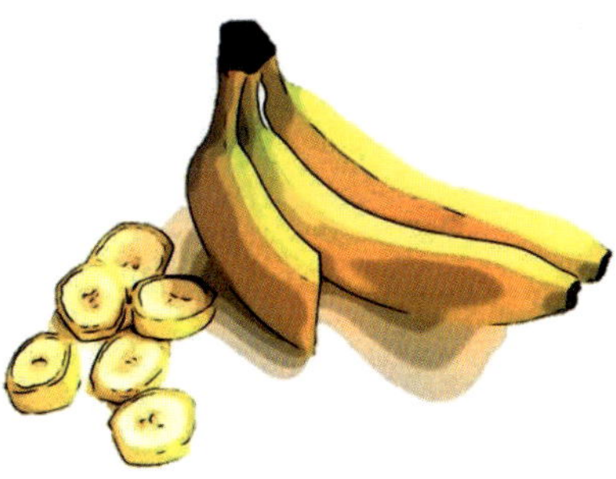

42.

Selbst gemachte Fruchtsäfte sind die bessere Wahl, denn sie wurden nicht erhitzt und sind frisch. Im Supermarkt sehen sie gesund aus, sind aber behandelt. Bei Smoothies immer folgendes Prozentverhältnis beachten: 80 Prozent Grünes und 20 Prozent Früchte und Beeren.

43.

Meide Lebensmittel, die E-Nummern, künstliche Lebensmittelfarbstoffe, künstliche Aromastoffe und künstliche Süßstoffe beinhalten. All' diese Zusatzstoffe schädigen den Darm, verändern den Hormonhaushalt und stören den normalen Ablauf der Stoffwechselvorgänge.

Beispiele:

Aspartam, Sucralose, Acesulfam-K, Glutamat, Tartrazin, Benzoesäure, Saccharin oder Ammoniumchlorid.

44.

Wenn Du Dich fragst, **was soll ich kochen?**

Kaufe Dir ein Buch mit **veganen, vegetarischen, Low Carb, Paleo, Mittelmeer-Kost** Rezepten oder Du schaust im Internet nach.

45.

Baue feste Zeiten ein, zu denen Du Superfoods zu Dir nimmst. **Morgens direkt nach dem Aufstehen, in der Mittagspause und vor dem Schlafen gehen.** Superfoods haben im Vergleich zu den konventionellen Lebensmitteln einen überdurchschnittlichen Nährstoffgehalt und bringen Deine Gesundheit auf die nächste Ebene:

Avocado – Granatapfel – Rote Bete – Papaya – Kurkuma – Kakao – Algen – Ingwer – Knoblauch – Zitrusfrüchte – Beeren – Flohsamenschalen – Zimt – Topinambur – Spirulina – Eier – Nüsse – Sprossen – Speisepilze (Maitake und Shiitake) – Sauerkraut – Kreuzblütler – Oregano – Kokosnuss – Drachenfrucht – Sellerie – Datteln – Oliven – Manuka Honig – Sidr Honig – Kamelmilch – Aloe Vera – Mango – Bananen – Ananas – Jackfrucht – Mangostan – Steviablätter -Brokkoli - Rosenkohl

46.

Wisse, 80 Prozent Deines Immunsystems ist im Darm. Du kannst es Dir nicht vorstellen: wenn man Deinen Darm ausbreiten würde, wäre er mehrere Meter lang und hätte eine Fläche von 300-500 Quadratmetern. Du hast mehr Nervenstränge im Darm als im Gehirn, weshalb die Liebe bekanntermaßen durch den Magen geht. Oder wir sagen: **„Das Problem schlägt mir auf den Magen."** Das eigentliche Gehirn ist das enterische Nervensystem des Darms, die Darm-Hirn-Achse.

Du hast mehr Darmbakterien als Du Zellen im Körper hast, so pflege Deinen Darm mit Milchsäurebakterien (Probiotika/Präbiotika) und ausreichend Ballaststoffen (Gemüse, Flohsamenschalen, Leinsamenschrot, Sauerkraut, Topinambur, Inulin). Sie fördern Deine Darmgesundheit und halten Deinen Darm fit. **Deine Darmbakterien stellen wichtige Vitamine her** und gewährleisten die Aufnahme von weiteren wichtigen Nährstoffen.

Dein Gehirn produziert 50 Prozent des Glückshormons Dopamin, die restlichen 50 Prozent des Dopamins produziert der Darm. Was viele nicht wissen, ist, dass nur 5 Prozent des Glückshormons Serotonin vom Gehirn und die restlichen 95 Prozent vom Darm produziert werden. Wisse, dass Deine Stimmungslage hauptsächlich von der Gesundheit Deines Darms abhängig ist.

Kleiner Tipp: Nüsse, Samen, Pseudogetreide und Getreide solltest Du über mehrere Stunden in Wasser einweichen. Das Einweichen eliminiert nachteilige Eigenschaften der Nahrungsmittel, vermindert die Antinährstoffkonzentration und macht sie verdaulicher. Vergiss nicht, so viele fermentierte Nahrungsmittel wie möglich zu konsumieren. Fermentation ist einer der wichtigsten Vorgänge, den die Naturvölker genutzt haben, um ihre Nahrungsmittel haltbar und gesundheitsfördernd zu machen. Du kannst selbst fermentieren oder fermentierte Produkte kaufen.

Fermentation

Was versteht man unter dem Begriff „Fermentation"?

Bei der Fermentation werden Lebensmittel in Salzwasser eingelegt und in ein abgedecktes Gefäß gegeben, sodass ein Milieu geschaffen wird, in dem Milchsäure entstehen und gären kann. Zusätzlich hat es den Zweck, dass es schlechte Bakterien deaktiviert. Zur Fermentation werden Mikroorganismen wie Hefepilze oder Bakterien benötigt. Beim Fermentieren

wandeln Mikroorganismen große Moleküle in kleine um und gewinnen daraus Energie. Also ist die Fermentation so etwas wie ein Verdauungsprozess, in dem Mikroorganismen organische Moleküle zerkleinern, um daraus Energie zu schöpfen.

Was ist in fermentierten Lebensmitteln enthalten?

In fermentierten Lebensmitteln sind Enzyme und aktive Milchsäurebakterien enthalten, die ein ausgewogenes Milieu im Darm schaffen und somit das Immunsystem stärken und regulieren. Neben Enzymen und Milchsäurebakterien haben fermentierte Lebensmittel einen hohen Vitamingehalt und enthalten sekundäre Pflanzenstoffe, die antioxidativ wirken und das Immunsystem unterstützen. Hinzu kommt, dass sie in vielen Bereichen des Körpers gesundheitsfördernd wirken, weshalb sie Krankheiten wie Krebs, Diabetes und Herz-Kreislauf-Erkrankungen entgegenwirken. Außerdem können sie Heißhunger vorbeugen, da sie weniger schädliche Mikroorganismen beinhalten.

47.

Sei kein Spielverderber und gönne Deinem Körper einmal die Woche etwas, worauf Du Lust hast, auch wenn es nicht das Gesündeste ist. Einmal die Woche in Gesellschaft etwas Ungesundes zu essen wird Dich nicht umbringen: **"Die Dosis macht das Gift."**

48.

Respektiere jeden Arzt, seine Arbeit und nimm seinen Rat ernst, aber wisse, dass er ein Mensch ist und Fehler machen kann oder dazu genötigt wird, Fehler zu machen, warum auch immer. Vergiss' nie, Dir eine Zweitmeinung einzuholen. Du musst Verantwortung für Deine eigene Gesundheit übernehmen. Nicht jemand anderes, egal wer es ist. **Lass' Dir von niemandem Angst einjagen.** Angst schwächt sehr stark das Immunsystem und manipuliert Deine individuelle/intuitive Entscheidungsgewalt.

Benutze Deinen Verstand und beschäftige Dich mit Deiner Gesundheit oder Deiner Krankheit, sodass Du sie keinem anderen abgeben musst oder finde die richtigen Ärzte oder Therapeuten, die Dir **verantwortungsbewusst und mit Leidenschaft** weiterhelfen können.

Welches ist die dritthäufigste Todesursache in den Vereinigten Staaten und Europa nach Krebs und Herzinfarkt? Schlaganfall? Nein! Diabetes? Nein! Bluthochdruck? Falsche Antwort! **Die Nebenwirkungen von Arzneimitteln!** In Deutschland sterben 58.000 Menschen jährlich an den Nebenwirkungen von Medikamenten.

Immanuel Kant sagte:
„Habe Mut, dich Deines eigenen Verstandes zu bedienen."

49.

„Die Dosis macht das Gift!“
Paracelsus

Keiner muss aufhören, Fleisch zu essen. Keiner muss anfangen, Fleisch zu essen. Weder sind Kohlenhydrate schlecht noch sind sie gut. **Der Umgang mit ihnen macht sie schlecht oder gut.** Renne nicht jeder Pseudo-„Ernährungswahrheit“ hinterher. Morgen wird eine andere „Sau“ (Ernährungshype) durchs Dorf getrieben. Keiner muss sich an irgendeine ideologische Ernährungsweise anketten. Sei Dir immer bewusst: **„Allein die Dosis von all’ dem, was Du isst, macht das Gift!“**

50.

Meide Stress!

Wieso sollte ich Stress durch ungesunde Ernährung und Stress durch eine instabile Psyche vermeiden?

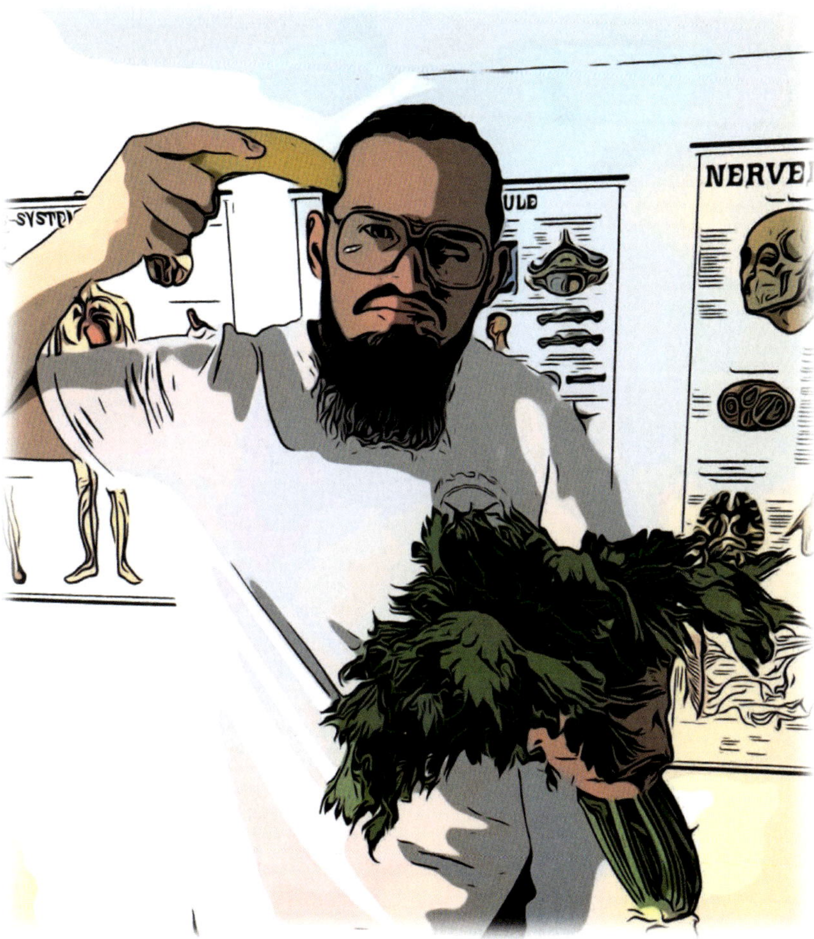

Fünfzigstes Konzept - Meide Stress

Nachdem Du nun die Ernährungsprinzipien kennengelernt haben, möchten wir Dir einen weiteren Grundstein Deiner Gesundheit vorstellen: Deinen eigenen Verstand.

Dein Verstand wird (bedingt durch die heutige Gesellschaft) getrennt vom Körper betrachtet. Das ist jedoch ein klassisches Missverständnis sowie eine Verleugnung durch die Schulmedizin. So sind wir der falschen Annahme anheimgefallen, dass unsere Psyche keinen Einfluss auf unseren Körper und somit auch nicht auf unsere Gesundheit hat. Dennoch gibt es die klinische Psychoneuroimmunologie. Eine Wissenschaft, die aufzeigt, welche Wechselwirkung zwischen der Psyche und dem Immunsystem besteht und welche neurologischen Faktoren dieses Wechselspiel begünstigen. Ein sehr gutes Beispiel, das dieses Zusammenspiel aufzeigt, sind die sogenannten **Traumata.** Ein Trauma kann sowohl physiologischer als auch psychologischer Natur sein.

Ein psychisches Trauma ist eine seelische Verletzung und entsteht auf Grund eines Missverhältnisses zwischen einer bedrohlichen Situation und der momentanen geistigen Bewältigungsmöglichkeit, die mit dem Gefühl von Hilflosigkeit und schutzloser Preisgabe einhergeht.

Betrachtet man unseren Alltag, besteht er aus Routinen und Gewohnheiten, ein Programm, das unterbewusst fortlaufend besteht. Wird dieses Programm wider Erwarten unterbrochen, in dem Fall durch das Trauma, ist das System überfordert und somit der Bedrohung nicht gewachsen.

Ein klassisches Beispiel hierfür ist der **Todesfall.** Stirbt unerwartet eine geliebte Person, unterbricht dies das aktuelle Programm schlagartig und wir fühlen uns hilflos, weil wir nicht erahnen können, wie wir uns zu verhalten haben, um die Situation zu verbessern. Die Folge: Wir verfallen unseren Emotionen.

An dieser Stelle sei gesagt, dass es durchaus angebracht ist, zu trauern. Allerdings gibt es Menschen, die weniger belastbar sind als andere, heißt, ihre psychische Widerstandsfähigkeit erlaubt es ihnen nicht, diese Herausforderung nach einer angebrachten Dauer des Trauerns, zu bewältigen.

Sind wir dadurch also unseren Emotionen verhaftet, hat dies erheblichen Auswirkungen auf unser Immunsystem. Das liegt daran, dass die Arbeit der Zellen von den Informationen, die sie erhalten, abhängig ist. Glaubt der Verstand, dass wir uns in einer bedrohlichen Situation befinden, sendet er ein Signal an die Zellen, das ihnen mitteilen wird, dass die Umwelt uns momentan nicht unterstützt. Ein plötzlicher Todesfall, der unser Programm unterbricht, wird als eine solche Bedrohung gesehen. Diese Bedrohung erzeugt dann Stress.

Das System, das für diesen biochemischen Mechanismus verantwortlich ist, nennt man **Hypothalamus-Hypophysen-Nebennieren-Achse. Der Hypothalamus ist der Teil des Gehirns, der die Wahrnehmung interpretiert.** Wenn der Hypothalamus Stress interpretiert, leitet er dies an die Hypophyse weiter, die wiederum das Signal an die Nebenniere sendet, wodurch diese angeregt wird, Stresshormone zu produzieren.

Die Antwort darauf ist die Produktion von Stresshormonen in der Nebenniere, jenes Organ, dessen Aufgabe es ist, Kampf- oder Fluchtreaktionen einzuleiten. **Stresshormone bringen uns also in einen physischen Zustand, in dem wir für den Kampf-/Fluchtmodus oder Lösungs/Wachsamkeitsmodus vorbereitet sind.**

In diesem Zustand werden unsere verbliebenen Energiereserven und unser Blut von den Organen in die Muskulatur transportiert. Fehlen Blut und die notwendige Energie in den Organen, fehlt die Bereitschaft für Wachstum, Gesundheit und Erhaltung des Körpers.

Bedingt durch die Stresshormone, verschließen sich jedoch unsere Zellen, um sich vor der ausstehenden Bedrohung zu schützen, bis sie nicht mehr als solche wahrgenommen wird. Die Funktion der einzelnen Zelle wird demnach nicht mehr gewährleistet.

Unser Immunsystem hat seinen Sitz im Darm. Aufgrund des Stresses und der fehlenden Bereitschaft der Zellen, kann dieser seinen Pflichten jedoch nicht nachkommen. Das schafft wiederum ein perfektes Umfeld für bereits vorhandene Keime, Bakterien und Viren. Sie sind auch in unserem Darm angesiedelt und wurden bisher von unserem Immunsystem in Schach gehalten. **Dieses wird bei Stress jedoch heruntergefahren. Zu lange andauernder Stress kann daher nicht nur schaden, sondern bis zum Zusammenbruch des gesamten Organismus führen.**

Um also noch einmal auf unser Beispiel zurückzukommen: Stirbt eine geliebte Person, reißt uns dies so fest aus unserem routinierten Alltag heraus, dass wir mit der Situation überfordert sind. Überforderung resultiert in Stress, der uns wiederum in einen Zustand des Überlebens zwingt. Alles ist verzichtbar, auch die Funktion unseres Organismus mitsamt des Immunsystems, solange wir überleben.

Wenn es nun ums Überleben geht, haben wir die Wahl zwischen dem Kampf gegen das, was ist, um wieder in unseren Alltag zu finden oder der Flucht, nicht zu akzeptieren, was ist und der Verleugnung des Verlustes und dem Davonlaufen. **Entscheiden wir uns für Letzteres, schaffen wir die perfekten Voraussetzungen, in der sich Keime, Bakterien und Viren ausbreiten können.**

Dadurch, dass wir nicht vor dem weglaufen können, was uns immer wieder einholt, wird aus dem unbedenklichen akuten Stress, ausgelöst durch die Situation, ein langanhaltender chronischer Stress, der sich durch unser Leben zieht, weil wir uns des Traumas nicht entledigen können. **Dieser chronische Stress ist eine der Hauptursachen für körperliche und seelische Krankheiten.**

Dadurch, dass wir die optimale Grundlage geschaffen haben, züchten wir Krankheiten heran, die wir dann zu spät erkennen. Eine der bekanntesten Krankheiten, die im Regelfall zu spät erkannt wird, ist **Krebs.**

Natürlich sind nicht alle, und womöglich bist auch nicht Du Leidtragender eines derartigen Traumas, aber lass' mich dennoch abschließend Eines gesagt haben: dass wir hier von einem drastischen Beispiel ausgegangen sind, bedeutet nicht, dass wir erst einen derartigen Schock erleiden müssen, um in einen solchen Zustand zu geraten.

Grundsätzlich kann so gut wie alles Stress auslösen. Wir leben in einem Zeitalter, in dem chronischer Stress eine Volkskrankheit geworden ist. Das liegt daran, dass bereits unser eigenes Leben zu einer Aufgabe geworden ist, der wir uns nicht mehr gewachsen fühlen, da wir den stetig wachsenden Herausforderungen der Gesellschaft nicht gerecht werden. **Zurückzuführen ist das auf die Umweltreize, denen wir täglich ausgeliefert sind. Man bedenke, dass wir heute an einem Tag so vielen Umweltreizen ausgesetzt sind, wie die Menschen vor Jahrhunderten in ihrem gesamten Leben.** Eine derartige Überflutung an Reizen ist eine Last für unseren Verstand, der sich in der hektischen Welt nicht mehr zurechtfindet. Und wie bereits erwähnt, resultiert Überforderung in Stress. Stresst uns bereits unser Alltag oder machen wir uns grundlegend zu viele Sorgen, sind oben beschriebene Erscheinungen die Folge. Ob es aber dazu kommt, entscheiden wir selbst, mit unserem Verstand und unseren Gedanken. Sie sind die Quelle unseres Stresses, unserer Angst und unserer Sorgen. **Haben wir sie einmal unter Kontrolle und haben wir die Zusammenhänge verstanden, dann haben wir einen gewaltigen Einflussfaktor unserer eigenen Gesundheit in der Hand.**

Ich hoffe, Dir hiermit veranschaulicht zu haben, dass wir unsere Gesundheit oder besser gesagt uns selbst ganzheitlich betrachten müssen. Das Einhalten der Ernährungsprinzipien bietet eine solide Grundlage, die jedoch nur fruchtet, wenn wir auch unseren Verstand berücksichtigen. Ihn außer Acht zu lassen, zeugt von mangelndem Verständnis des menschlichen Organismus und der Gesundheit.

Sieh' dieses Buch als Gelegenheit des Umdenkens und hinterfrage Deine jetzige Situation. Vielleicht stresst Dich etwas, vielleicht eine Aufgabe, der Du Dich momentan nicht gewachsen fühlst. Ein erster Schritt, seine Stresseinflussfaktoren zu minimieren, ist die sogenannte **Emotionale Intelligenz**. Ein Thema, welches hier den Rahmen sprengen würde, Dir aber definitiv bei der Bewältigung von den genannten Störfeldern helfen wird. Denke immer daran:

„Probleme kann man niemals mit derselben Denkweise lösen, durch die sie entstanden sind" – Albert Einstein.

Andreas Simons
Autor des Kapitels „Meide Stress"
Zuständig für die Abteilung „Psycho-Kinesiologie"
und „Psycho-Neuro-Immunologie" in der Vitaminotheke
Instagram: _andreassimons

Makronährstoffe

Eiweiße

Eiweiße spielen eine wichtige Rolle im menschlichen Körper. Ihre Energiedichte beträgt 4 kcal/Gramm und sie sind der wichtigste Baustein für den Aufbau und die Reparatur von Zellen. Jedes Eiweiß besteht aus verschiedenen Aminosäuren, diese Bauteilchen sind in jedem Enzym des Körpers enthalten und somit essentiell für unseren Stoffwechsel. In den meisten Fällen wird das Eiweiß bei herkömmlicher Ernährung vernachlässigt, obwohl es genau in der Entgiftungs- oder Reparaturphase vermehrt vom Körper benötigt wird.

Pflanzliche Proteine	Tierische Proteine
Quinoa	**Bio Eier**
Spirulina	**Fisch** (vor allem Lachs, Kabeljau, Mahi-Mahi, Forelle. Auf gute Qualität achten)
Chlorella	**Rind** (keine herkömmliche Supermarkt Qualität)
Hülsenfrüchte	**Lamm** (magere Sorten)
Nüsse	**Geflügel** (Bio-Qualität)
Soja	**Meeresfrüchte** (gute Qualität)
Naturbasierte Proteinshakes	**Kalb**
Lupine	**Kuhmilchprodukte** (nur Bio Rohmilch)

Kohlenhydrate

Kohlenhydrate werden auch „Carbs" genannt und sind Energielieferanten für unseren Körper. Kohlenhydrate gibt es in kurz- und langkettiger Form. Vom einfachen Zucker bis hin zu Süßkartoffel oder Reis. Auch Kohlenhydrate haben eine Energiedichte von 4 kcal/Gramm. Kohlenhydrate werden unterschiedlich verstoffwechselt. Ist eine Kohlenhydratverbindung kurzkettig, hat sie eine höhere Insulinantwort, da der Blutzuckerspiegel schneller steigt, als bei den langkettigen Kohlenhydraten. Ernährt man sich hauptsächlich von kurzkettigen Kohlenhydraten, unterliegt der Blutzuckerspiegel vermehrt starken Schwankungen, was zu Hungerattacken bis hin zur Insulinresistenz und schlussendlich zu Diabetes, Herzerkrankungen, Entzündungen und vorzeitiger Alterung führen kann. In einer gesunden Ernährung sollte der Blutzuckerspiegel vorzugsweise konstant gehalten werden, dies kann man durch langkettige Kohlenhydrate und vermehrten Ballaststoffkonsum erreichen.

Langkettige Kohlenhydrate
Süßkartoffel
Quinoa
Naturreis
Kürbis
Amarant
Hirse
Basmatireis
Glutenfreies Getreide
Maniok
Schwarzer Reis
Yamswurzel
Gemüse

Fette

Fett mach nicht „fett"!
Fett ist ein sehr wichtiger Bestandteil bei der Bildung unserer Hormone. Gerade das schlecht geredete „gesättigte Fett" ist essenziel für die Bildung unserer Sexualhormone. Es gibt verschiedene Arten von Fetten, durch die sich der hohe Konsum an Butter und Schmalz ersetzen lassen, wie zum Beispiel Kokosnussöl oder qualitativ hochwertige Butter. Fette werden für den Zellaufbau und den Zellerhalt benötigt und liefern uns viel Energie. Die Energiedichte von Fetten beträgt 9 kcal/Gramm. Neben den gesättigten Fettsäuren gibt es noch die einfach-ungesättigten Fettsäuren (wie zum Beispiel Olivenöl und Nüsse, die auf keinen Fall erhitzt werden sollten) und die mehrfach ungesättigten Fettsäuren (Omega 3 und Omega-6-Fettsäuren).

Gesunde Fette	
Hanfsamen	Olivenöl
Kürbiskerne	Omega-3-Fischöl
Sesam	Nussöle
Sonnenblumenkerne	Leinöl
Ghee	Kokosöl
Hanföl	Nüsse und Nussbutter
Eigelb	Eigelb
Avocado	Rohmilchbutter

Mikronährstoffe - Stoffwechselrelevante Vitalstoffe

sind Stoffe, die unser Körper unabdingbar benötigt, um seinen Stoffwechsel im Organismus zu gewährleisten. Schlicht und ergreifend sind es die Softwareprogramme unseres Körpers. Ohne sie kommt es zu Krankheiten und Dysbalancen in unserem Körper. Was wären unsere Laptops und unsere Smartphones ohne Software? Sie würden nicht funktionieren, genauso funktioniert Dein Körper ohne Mikronährstoffe nicht. Welche Mikronährstoffe gibt es:

- Vitamine
- Mineralien
- Spurenelemente
- Sekundäre Pflanzenstoffe
- Aminosäuren
- Enzyme

Zeitgenössische Faktoren des Mikronährstoffmangels:

1. Lebensmittel aus Monokulturen, ausgelaugte und mikronährstoffarme Böden.

2. Hybridsorten, d.h. Lebensmittel, die auf ein bestimmtes Aussehen, einen speziellen Geschmack und auf einen hohen Ertrag gezüchtet werden.

3. Pestizide, sie stören den Stoffwechsel des Lebensmittels, um Mikronährstoffe vom Boden aufzunehmen.

4. Die Ernte zum falschen oder zu frühen Zeitpunkt. Alle Lebensmittel, die zu früh oder zum falschen Zeitpunkt geerntet werden, haben große Mängel im Mikronährstoffhaushalt.

5. Medikamente. Sie können das Milieu des Darms verändern, sodass die Aufnahme von Nährstoffen gestört wird. Des weiteren ist der aggressive Eingriff von Medikamenten in den Stoffwechsel, um am Wirkungsort anzukommen, ein Faktor, der in den Zellen einen starken Nährstoffverlust verursacht.

Aufgrund all' dieser Faktoren hat unser Kopfsalat und unsere Gurke aus dem Supermarkt genau so viel Mikronährstoffe wie ein Taschentuch!

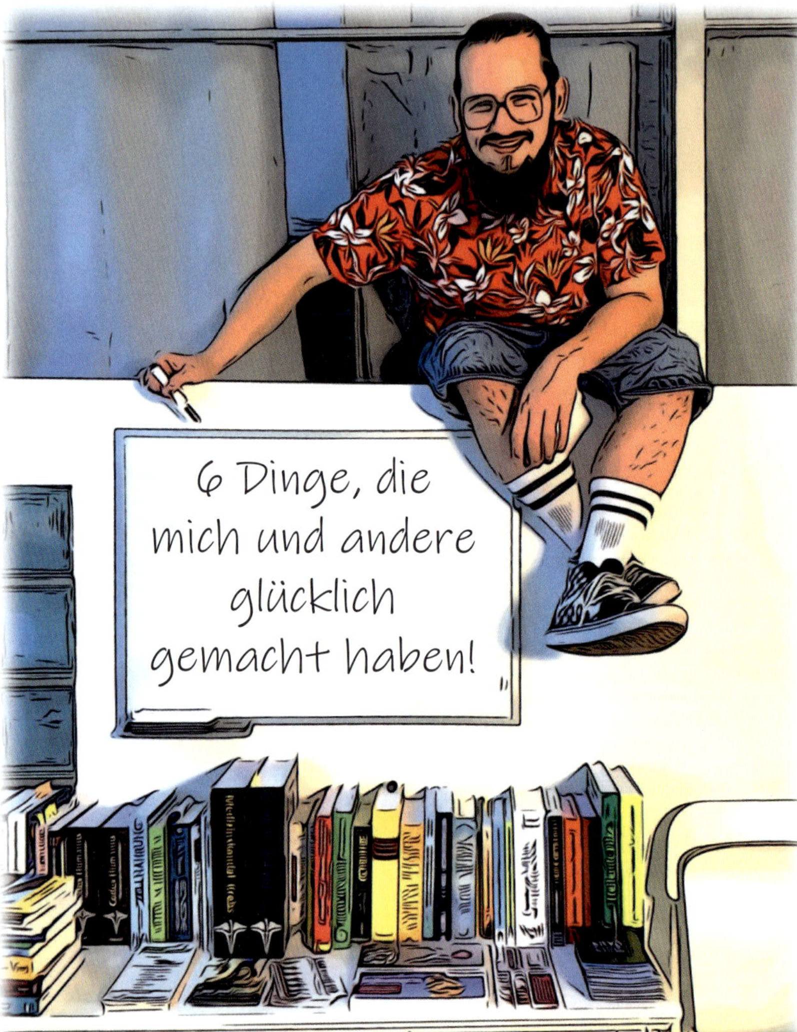
6 Dinge, die
mich und andere
glücklich
gemacht haben!

Meine Herzenssache

Aus der Erfahrung in meiner Tätigkeit der letzten 10 Jahre mit hunderten von Klienten kann ich Euch 6 Mikronährstoffe aus Überzeugung ans Herz legen.

Mit diesen 6 Nährstoffen hatte ich die langfristig vitalsten Effekte und den größten Erfolg.

Linus Pauling

Nobelpreisträger für Chemie, bekanntester und wichtigster Orthomolekularwissenschaftler (1901–1994), sagte:

Ich bin der Überzeugung, dass sich mit ein paar einfachen Maßnahmen, die nicht viel kosten, die Lebensspanne verlängern lässt und das bei guter Gesundheit. Mein wichtigster Rat ist deshalb: Führen Sie Ihrem Körper zusätzlich zu den Vitaminen, die Sie über die Nahrung aufnehmen, täglich eine optimale Dosis an Extravitaminen zu.

Vitamin D

Vitamin D ist ein fettlösliches Vitamin, was oft auch als Sonnenscheinhormon bezeichnet wird. Vitamin D ist kein gewöhnliches Vitamin, vielmehr ein Hormon. Wir nehmen es nicht primär über die Nahrung auf, sondern bekanntlich wird Vitamin D unter der Haut gebildet, durch die UVB-Strahlung der Sonne. Vitamin D ist u.a. für die Kalziumresorption im Körper zuständig, sprich, es sorgt dafür, dass das im Darm vorhandene Kalzium überhaupt aufgenommen werden kann. Man kann also sagen, dass Kalzium ohne Vitamin D wirkungslos bleibt. Jede Zelle in unserem Körper hat einen Rezeptor für Vitamin D. Dies weist darauf hin, dass jede Zelle Vitamin D benötigt.

Hormonelle Wirkung

Streng genommen ist Vitamin D gar kein Vitamin, sondern nach der Verstoffwechselung im Körper in der aktiven Form ein Hormon. Es wird, wie vorher erwähnt, nicht hauptsächlich über die Nahrung aufgenommen, sondern über die Haut, mit Hilfe von UVB-Strahlen der Sonne. Muskelkontraktion, Kälte und bioverfügbares Magnesium sind Co-Faktoren bei der Aktivierung von Vitamin D.

Vitamin D

- aktiviert über 2000 Gene
- gewährleistet einen gesunden Knochenstoffwechsel
- steuert die Zelldifferenzierung
- stabilisiert unsere Stimmungslage
- aktiviert das Immunsystem
- reguliert den Hormonhaushalt
- trägt zum Erhalt der Muskelfunktion bei
- wirkt entzündungshemmend
- trägt zum Erhalt des Nervensystems bei
- trägt zur Stabilisierung des autonomen Nervensystems bei
- erhält die geistige Leistungsfunktion
- hilft beim Aufbau von Knochen, Sehnen und Gelenken

Wo sollte der Vitamin D-Spiegel liegen?

toxische Wirkung	über 300 ng/ml
Risiko für überhöhte Kalziumspiegel	über 150 ng/ml
empfohlene Obergrenze im Blut	100 ng/ml
Status bei regelmäßigem Sonnenbaden	50-90 ng/ml
optimal (minimale Krankheitsrisiken)	50-90 ng/ml
gut (geringe Krankheitsanfälligkeit)	über 40 ng/ml
befriedigend (gute Kalziumaufnahme)	über 30 ng/ml
Mangel (Osteoporose-Risiko im Alter)	unter 30 ng/ml
schwerer Mangel (hohes Osteoporose Risiko, Störung des vegetativen Nervensystems)	unter 20 ng/ml
extremer Mangel (Osteomalazie, Rachitis)	unter 12 ng/ml

Bekommen wir hierzulande genug Vitamin D?

Unsere primäre Quelle für die Bildung von Vitamin D sind die UVB-Strahlen. Ca. 80-90 Prozent unseres Vitamin D-Bedarfs decken wir über die UVB-Bestrahlung, wohingegen lediglich 5-20 Prozent über die Nahrung gedeckt werden, also: die Nahrung ist kein nennenswerter Faktor für eine gute bzw. optimale Vitamin D-Versorgung! Wie sieht es nun bezüglich der UVB-Strahlung in Deutschland aus? Aufgrund des Breitengrades, indem sich Deutschland befindet, bekommen wir selbst im Sommer zu wenig UVB-Strahlung ab, weswegen der Durchschnitt der Bevölkerung selbst in dieser Jahreszeit einen starken Mangel aufweist (etwa 24 ng/ml). In den Monaten von Oktober bis März kann überhaupt kein Vitamin D gebildet werden (der Durchschnittsspiegel liegt im Winter bei 8 ng/ml!). Im Jahresdurchschnitt ist hierzulande ein Spiegel von etwa 16 ng/ml zu verzeichnen! Menschen, die sogar in Breitengraden leben, in denen ausreichend Vitamin D produziert werden kann, meiden die Sonne und haben schlechte Vitamin D-Werte. Also ist eine Bestimmung des Vitamin D-Wertes über das Blut sehr wichtig, wenn gesundheitliche Probleme vorhanden sind, um einen etwaigen Schaden durch Vitamin D-Mangel auszuschließen oder auch therapeutisch zu ergänzen. Tägliche Dosis für Erwachsene 10.000 i.E - 20.000 i.E .

Kofaktoren: 200 Mikrogramm Vitamin K2 + Magnesium, jeweils morgens und abends 200-300 Milligramm.

Symptome eines Vitamin D-Mangels

<u>Akute Vitamin D-Mangelsyndrome</u>

- Schmerzen und Schwäche der Muskeln
- Chronische Antriebslosigkeit, Erschöpfung
- Störung der Nervenfunktion, dadurch Schlafstörungen, ständige Müdigkeit und Abgeschlagenheit
- Kreislauf- und Durchblutungsstörungen, Kältegefühl, besonders an Händen und Füßen
- Osteoporose und Osteomalazie (Schwund aufgrund der Erweichung und Deformation der Knochen)

Vitamin D Krankheitsprävention:

- Autoimmunerkrankungen
- Diabetes
- Herzkreislauferkrankungen
- Bluthochdruck
- Gelenkrheumatismus
- Muskelschwäche
- Störung des Immunsystems
- Rheumatoide Arthritis
- Neurologische Erkrankungen
- Chronische Entzündungen
- Psychische Erkrankungen
- Osteoporose
- Erkältungen
- PMS
- Knochenerkrankungen
- Rücken- und Knochenschmerzen
- Krebs

Vitamin K2

Ist ein fettlösliches Vitamin, welches von Darmbakterien synthetisiert wird oder über die Nahrung aufgenommen wird.

Aufgaben:

Verhindert die Verkalkung der weichen Gewebe, fördert den Knochenaufbau sowie Mineralisierung der Knochen und befördert das Kalzium an seinen Bestimmungsort (Knochen, Muskeln, Zähne, Gehirn etc.).

Vitamin K2 enthält das Transportmolekül, welches dafür sorgt, dass das über die Nahrung aufgenommene Kalzium (bei dem Vitamin D eine zentrale Rolle spielt) in die Knochen eingeschleust wird und dort erhalten bleibt. Es unterbindet die sogenannte Hyperkalzämie und sorgt dafür, dass das Kalzium dort eingebaut wird, wo es auch hingehört.

Vitamin K2 und Zahngesundheit

Übrigens ist Zahnkaries bei Kindern eine häufige Folge eines akuten K2-Mangels. Interessant ist, dass Tiere und „unzivilisierte" Völker völlig gesunde Zähne, also keine Karies oder anderweitige Zahnkrankheiten aufweisen, dabei putzen sie sich nicht einmal die Zähne! Schlechte Zähne resultieren daher, dass der Kieferknochen zu schmal ist, da dort im Entwicklungsalter zu wenig Kalzium abgelagert wird. In Gebieten, in denen Menschen genügend Vitamin K2 bekommen, sind schiefe Zähne und Knochen weder üblich noch normal.

Wo ist dieses Vitamin zu finden?
Vitamin K2 ist lediglich in tierischen Fetten zu finden, wie beispielsweise in Käse, Fleisch, Milch, Butter sowie in Eidottern, sofern die Tiere auf grünen Wiesen weiden. Doch selbst dann ist ungewiss, ob der Grundbedarf dieses Vitamins gedeckt ist.

Wie sieht es mit der Aufnahme aus?
Es ist zweifelhaft, ob die aus dem Darm ins Blut resorbierte Menge an K2 ausreichend ist. Das über die Nahrung aufgenommene Vitamin K1 wird nur geringfügig vom Körper in das wichtige Vitamin k2 umgewandelt. Hinzu kommt, dass durch Antibiotika, eine ungesunde Ernährung, durch eine verstärkt sterile Umgebung und falsche Hygiene die Darmflora vieler Menschen gestört ist. Täglicher Vitamin K2-Bedarf für Erwachsene: 200 Mikrogramm.

Vitamin C

Vitamin C, auch als Ascorbinsäure bekannt, ist ein wasserlösliches Antioxidans, welches wir über unsere Nahrung (vor allem Obst und Gemüse) zuführen.

Es unterstützt:

Immunsystem – Gefäßsystem – Stoffwechsel-Schutz vor freien Radikalen – Hormonproduktion – Fettstoffwechsel – Produktion von Neurotransmittern – Minderung von Entzündungsbotenstoffen – Regulierung der Genexpression.

Wofür wird Vitamin C benötigt?

Vitamin C ist an 15.000 Stoffwechselprozessen beteiligt, von der Hormonproduktion bis hin zum Fettstoffwechsel läuft nichts ohne Vitamin C. Auch für die Produktion von Neurotransmittern ist dieses Vitamin von essentieller Bedeutung.

Vor allem ist Vitamin C in der Leber, in den Muskeln sowie im Gehirn reichlich vorhanden. Auch spielt Vitamin C bei der Resorption von Eisen eine wichtige Rolle und fördert seine Verwertung. Es ist der wichtigste Nährstoff nach Wasser und Sauerstoff. Empfehlung für Erwachsene: Insgesamt 1-2 Gramm verteilt über den Tag - Natriumascorbat, Kalziumascorbat, Ascorbylpalmitat, Camu Camu, Acerola-Kirsche, Paprika oder Zitrusfrüchte.

Vitamin C senkt das Risiko für Herz-Kreislauf-Erkrankungen
Vitamin C fängt freie Radikale ab und schützt die aufgenommenen Fette vor Oxidation. Dieses Vitamin hat die Fähigkeit, freie Radikale von anderen Antioxidantien (z.B. Vitamin E) zu übernehmen, um diese wieder einsatzbereit zu machen. Da Vitamin C freie Radikale vermindert, werden dementsprechend auch weniger Entzündungsbotenstoffe produziert, was einer der Hauptgründe für Herz-Kreislauf-Erkrankungen ist. Die Funktionsfähigkeit der Arterienwände wird wiederhergestellt, somit können sie sich unter höherem Druck dehnen und gefährliche Minirisse werden vermieden. Vitamin C wirkt blutdrucksenkend, was ein vermindertes Risiko von Schlaganfällen mit sich bringt. Zudem werden Arterienverkalkungen (Ablagerungen an Arterien) gemindert.

Nerven- und Gefäßsystem
Da Vitamin C vor freien Radikalen schützt, bietet es auch langfristigen Schutz für die 100 Milliarden Neuronen im zentralen Nervensystem. Zudem senkt es das Risiko für Schlaganfälle und somit auch das Risiko vor Schäden im Gehirn.

Vitamin C und Krebs
Das nationale Krebsforschungsinstitut in den USA wertete 47 klinische Studien zu der Wirkung von Vitamin C aus:
In 34 Studien zeigten die Forscher, dass ein hoher Vitamin-C-Gehalt im Blut das Krebsrisiko um 50 Prozent vermindert.

Zink

Im menschlichen Körper sind etwa 1,5 – 2,5 Gramm Zink enthalten. Da der Körper dieses Spurenelement nicht selbst herstellen kann, muss es regelmäßig durch die Nahrung zugeführt werden. Zink reguliert den Auf- und Abbau von Eiweißen, Fetten und Kohlenhydraten.

Wichtig für:

Zellteilung – Zellschutz – Immunsystem – Haut, Haare und Nägel – Bildung von Botenstoffen – Wundheilung – Regulierung des Säure-Basen-Haushaltes – Bildung und Speicherung von Insulin.

Immunsystem

Immunzellen können sich mithilfe von Zink teilen und vermehren. Zink ist ein Antioxidans, welches die Zellen von freien Radikalen schützt. Zusätzlich wirkt Zink entzündungshemmend.

Haut, Haare und Nägel

Zink ist essenziel für die Entwicklung gesunder Hautzellen, sowie der Produktion von Kollagen, welches einen der wichtigsten Bausteine für die Haut darstellt. Außerdem ist Zink bei der Produktion von Keratin von hoher Bedeutung. Dieses Eiweißmolekül verleiht Haaren und Nägeln ihre Festigkeit. Empfehlung für Erwachsene: 25 Milligramm täglich (nicht auf leerem Magen)

Botenstoffe

Zink ist notwendig für die Bildung wichtiger Botenstoffe, wie z.B. Nervenbotenstoffe sowie Hormone, wie das bekannte Testosteron. Außerdem spielt dieses Spurenelement bei der Entwicklung der männlichen Geschlechtsorgane sowie der Produktion von Spermien eine wichtige Rolle. Frauen benötigen Zink genauso, wie Männer es benötigen, um Sexualhormone zu produzieren und die Funktion der Fertilität zu gewährleisten.

Die gesunde Wirkung des Citrats

- Verbesserte Zinkaufnahme
- Verminderte Säurelast (u.a. der Nierenzellen), wodurch die Nieren geschont werden
- PH-Wert des Urins wird erhöht
- Vermindertes Risiko für die Bildung von Urinsteinen in den Nieren
- Nierensteine können aufgelöst werden

Magnesium

Magnesium ist eines der zehn häufigsten Elemente der Erdkruste, welches auch zahlreich im Blattgrün der Pflanze vorkommt. Ca. 400 Enzyme sind von Magnesium abhängig, wodurch Magnesium direkt und indirekt Einfluss auf die Stoffwechselprozesse gewinnt.

Aufgaben:

Wichtig für Knochen – Skelettmuskulatur – Zähne – Zellen – Stoffwechsel – Nervensystem – Stabilisierung des Blutdrucks – Aktivierung von Vitamin D – Förderung der Darmtätigkeit – Stabilisierung des Zuckerstoffwechsels.

Ist es möglich, unseren Magnesiumbedarf durch unsere Nahrung in Deutschland zu decken?

Die Grundversorgung eines Menschen beträgt etwa 400-500 mg täglich, wohingegen wir durch Obst und Gemüse lediglich 200 mg aufnehmen. Die Tatsache, dass sich in den ausgelaugten Böden Deutschlands kaum noch Magnesium befindet, spielt eine große Rolle dieses weit verbreiteten Mangels. Hinzu kommt, dass der Verbrauch an Magnesium im Körper steigt (und somit auch der Bedarf), wenn wir Produkte wie Milch, Käse oder Joghurt verzehren, da diese einen hohen Anteil an Kalzium haben und somit ein optimales Verhältnis zwischen Kalzium und Magnesium im Körper gestört wird. Des Weiteren ist Magnesium eines der Mineralien, die sehr schnell in den Zellen verwertet werden. Stress sowie intensive körperliche Belastung führen zu einer erhöhten Verstoffwechselung und Ausscheidung dieses Minerals. Bei einer optimalen Magnesiumversorgung ist darauf zu achten, eine Kalziumüberlastung zu vermeiden, damit sich das Magnesium in den Zellen erhöhen kann.

Magnesium-Präparate

Präparate mit guter Löslichkeit und Aufnahme sind z.B. Magnesiumcitrat, Magnesiumbisglycinat oder ein Magnesiummalat.

Die spezifischen Wirkungen des Magnesiumcitrats:

- verbesserte Magnesiumaufnahme
- verminderte Säurelast (u.a. der Nierenzellen), wodurch die Nieren geschont werden
- pH-Wert des Urins wird erhöht
- Vermindertes Risiko für die Bildung von Urinsteinen in den Nieren
- Nierensteine können aufgelöst werden.

Die spezifische Wirkung des Magnesiumbisglycinats:

- verbesserte Magnesiumaufnahme
- Aminosäurenverbindung (Glycin) mit hoher Verfügbarkeit
- beruhigende und entspannende Wirkung im zentralen Nervensystem, weil Magnesium in der Glycin-Verbindung an den Rezeptoren andockt
- Glycin verbessert den Schlaf; als Resultat ist man am nächsten Tag ausgeruhter.

Die spezifische Wirkung des Magneisummalats:

- verbesserte Magnesiumaufnahme
- die Malat-Verbindung verbessert die Enzymaktivität und somit die Energieproduktion der Zellen; die mitochondriale Energiebereitstellung wird gestärkt.

Einnahme
Die Einnahme von Magnesium ist über den Tag zu verteilen:
Erste Teildosis: morgens nach dem Aufstehen.
Letzte Teildosis: ein bis zwei Stunden vor dem Schlafengehen.
Bei Verzehr von kalziumhaltiger Nahrung ist darauf zu achten, zusätzlich Magnesium einzunehmen, um das Verhältnis zwischen Kalzium und Magnesium wiederherzustellen.

Die äußere Anwendung von Magnesium
Die äußere Anwendung von Magnesiumsalzen hat eine lange Tradition. Insbesondere bei Hauterkrankungen oder Gelenkbeschwerden. Magnesiumbäder (Voll- oder Fußbad) können zu Hause mit Magnesiumchlorid durchgeführt werden, dabei ist auf eine hohe Magnesiumkonzentration sowie die Einwirkzeit von mindestens einer halben Stunde zu achten. Es besteht auch die Möglichkeit, das Magnesiumchlorid mit Öl zu vermischen, wodurch eine ölähnliche Konsistenz entsteht, die man anschließend auf Hautpartien auftragen kann.

Vorteile der transdermalen (über die Haut) gegenüber der oralen Aufnahme:
- Schnelle und direkte Aufnahme
- Bei Wunden und Ekzemen bessere Heilung und aktivierte Immunabwehr.

Omega-3-Fettsäuren

Omega-3-Fettsäuren gehören zu den ungesättigten Fettsäuren. Diese essenziellen Nährstoffe können nicht vom Körper selbst synthetisiert (hergestellt) werden, daher müssen sie über die Nahrung aufgenommen werden.

Aufgaben/wichtig für:

Stabilisierung der Zellmembran – Aufbau des Gehirngewebes – Kommunikation der Zellen – Bildung von Serotonin – wirkt sich positiv auf die Psyche/Stimmung aus – Reduktion von Gelenkschmerzen und Arthritis-Symptomen – Dämmung von Entzündungen – verstärkte Wirkung von Vitamin E, D, K und A.

Omega-3-Fettsäuren und unser Gehirn

Ca. 60 Prozent unseres Hirngewebes besteht aus Fetten, 25 Prozent davon aus DHA. Aufgrund dessen, dass Omega-3-Fettsäuren wichtig für die Kommunikation zwischen den Zellen sind, wird ein Mangel an diesen mit Gedächtnisverlust in Verbindung gebracht. Es hat sich gezeigt, dass durch die Einnahme von Omega-3-Fettsäuren degenerative Zustände reversibel sind. Durch eine tägliche Einnahme von 900 mg DHA in einem Zeitraum von 24 Wochen konnten gegenüber der Kontrollgruppe im Rahmen einer Studie signifikante Verbesserungen hinsichtlich der Funktionalität des Gehirns, der Entzündungswerte und der Psyche beobachtet werden.

Omega-3-Fettsäuren und Nacken- bzw. Rückenschmerzen
Forscher einer Universität in den USA entdeckten, dass 60 Prozent der Patienten mit Nacken- und Rückenschmerzen keinerlei Schmerzmittel mehr einnehmen mussten, nachdem sie Ibuprofen durch 1,2 Gramm Omega-3-Fischöl am Tag ersetzten. Allerding ist zu beachten, dass die Wirkung der Fettsäuren sofort hinfällig wird, sobald man den Fisch frittiert, da beim Frittieren Transfette, sowie oxidierte Aldehyde entstehen, welche Herz und Gehirn schädigen.

Omega-3-Fettsäuren und Depression
Docosahexaensäure (DHA) regt die Bildung von Serotonin an und verstärkt die Membran der Neuronen, daher der antidepressive Effekt. Neueren Studien zufolge kann ein Omega-3-Mangel im Blut zu psychischen sowie emotionalen Problemen führen, wie beispielsweise Depressionen, Angststörungen und Schizophrenie.

Omega-3-Fettsäuren und Gelenkschmerzen
Fischöl in Kombination mit weiteren Natursubstanzen können Gelenkschmerzen reduzieren.

Diese Natursubstanzen sind:

- Collagen Typ 2
- Glucosamin
- Chondroitin
- Cissus Quadrangularis
- MSM (Organischer Schwefel)
- Für die Reduktion von Arthritis-Symptomen und Gelenkschmerzen beträgt die optimale Dosis bei Erwachsenen ca. 3 Gramm Fischöl pro Tag, welche nur bedingt durch den Konsum von Fisch in einer therapeutischen Dosis aufgenommen werden kann.

Einnahme von Omega-3-Fettsäuren empfehlenswert u.a. bei folgenden gesundheitlichen Problemen:
Alzheimer – Asthma – Arthrose – ADHS – Bluthochdruck – Depression – Demenz – Herz-Kreislauf-Erkrankungen – Fettleibigkeit – Gelenkrheumatismus – Krebs – Multiple Sklerose – Osteoporose – Vor allem bei neurologischen und entzündlichen Erkrankungen.

Wichtig ist, zu beachten, dass eine gute Qualität der Omega-3-Fettsäuren gewährleistet ist, d.h. keine Schwermetallbelastung vorliegt. Weitere Alternative: Krillöl.

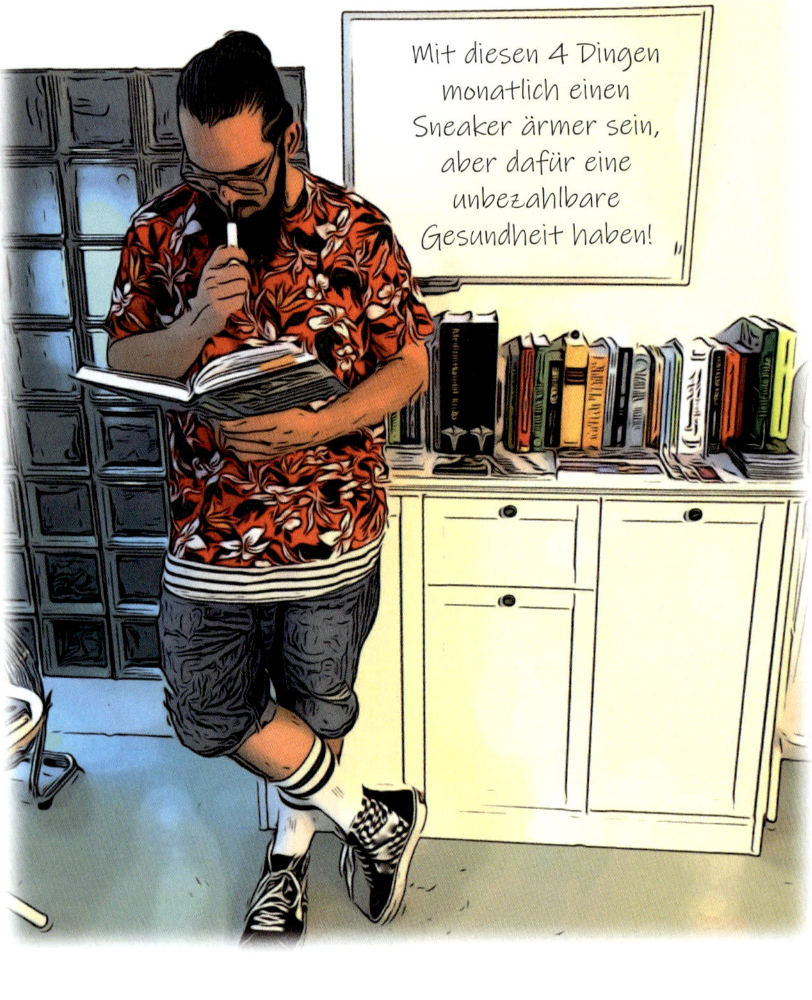
Mit diesen 4 Dingen
monatlich einen
Sneaker ärmer sein,
aber dafür eine
unbezahlbare
Gesundheit haben!

Anti-Aging-, Detox- und Präventions-Vitalstoffe

Chlorella-Alge

Der Name Chlorella stammt aus dem Lateinischen und bedeutet so viel wie: „kleines, junges Grün". Chlorella-Algen sind spezielle Süßwasseralgen, die über einen Zellkern verfügen (im Gegensatz zur Spirulina und der AFA-Alge). Sie sind besonders nährstoffreich und tragen eigens zur Entgiftung bei.

Die Anpassungsfähigkeit des komplexen Einzellers ist es, was ihn für die Wissenschaft so interessant macht und sein Überleben seit weit über zwei Millionen Jahren sichert. Die Alge zählt zu den am besten erforschten Organismen. Erhältlich sind Chlorella-Algen in Pulverform und als Presslinge.

Aufgaben:

Entgiftet – stärkt das Immunsystem – beugt Eisenmangel vor – fördert die Blutbildung – wirkt entzündungshemmend – verbessert die Verdauung – wirkt antikarzinogen – unterstützt die Leberfunktion – erhöht die Eiweißversorgung – verbessert die Darmtätigkeit durch hohen Ballaststoffanteil – leitet Schwermetalle aus.

In der Chlorella-Alge enthaltene Vitamine:

- Vitamin B1
- Vitamin B2
- Vitamin B5
- Vitamin B6
- Biotin
- Vitamin B12
- Vitamin C
- Vitamin D
- Vitamin E

Mineralien und Spurenelemente:

- Kalzium
- Magnesium
- Kalium
- Mangan
- Jod
- Phosphor
- Eisen
- Zink
- Kupfer

Essentielle Fettsäuren
In der Chlorella-Alge sind 30 verschiedene Fettsäuren enthalten. Sie enthält etwa zu einem Drittel alle Arten von Fettsäuren (gesättigte, ungesättigte und mehrfach ungesättigte Fettsäuren).

Bindemittel für Gifte und Schadstoffe
Dank des Zellaufbaus der Chlorella-Alge ist sie im Stande, die Strahlenbelastung des Körpers zu kompensieren und Schwermetalle und Schadstoffe über den Darm abzutransportieren. Hierzu werden Schadstoffe gebunden und über den Stuhl ausgeschieden.

Chlorophyll
Chlorophyll wird auch als das „grüne Blatt" der Pflanze bezeichnet. Seine chemische Struktur ähnelt der des im menschlichen Körper vorhandenen Hämoglobins (roter Blutfarbstoff), demzufolge ist das Chlorophyll auch der beste Nährstoff für unser Blut. Bisher wurde die Konzentration an Chlorophyll, so wie sie bei der Chlorella-Alge vorhanden ist, bei keiner anderen Pflanze gemessen.

Leberschutz
Chlorophyll schützt die Leberzellen vor Giften (egal, ob es sich um Zahngifte, Schimmelpilze, Umweltgifte oder um mit Spritzmitteln belastete Lebensmittel handelt).

Wie wirkt das Chlorophyll der Chlorella-Alge?

- Erhöht den Schutz sowie die Regenerationsfähigkeit jeder Körperzelle, somit wird die Lebensdauer der Zellen erhöht und der Alterungsprozess spürbar verlangsamt
- stärkt Kreislauf- und Verdauungssystem
- stellt den Säure-Basen-Haushalt wieder her (wirkt basisch)
- wirkt antioxidativ (Schutz vor freien Radikalen), somit werden Entzündungsprozesse unterbunden und dem Entarten von Zellen entgegengewirkt (auch im Darm)
- Krebserregende Giftstoffe werden zum unlöslichen „Gemisch" verbunden und über den Darm ausgeschieden

Weitere gesundheitliche Wirkungen auf den Organismus

- Verbesserte Zellatmung (erhöhter Sauerstoffanteil im Blut)
- Aktivierung des Stoffwechsels
- Schutz der Zellwände
- Normalisierung der Absonderung von Verdauungssäften
- Unterstützung sämtlicher Heilungsprozesse
- Förderung der inneren Gelassenheit

Wichtig:
Die Einnahme dieses Nahrungsergänzungsmittels ist nicht für jede/n geeignet. Insbesondere Schwangere und Frauen, die sich in der Stillzeit befinden, sollten auf die zusätzliche Einnahme von Chlorella verzichten! Ebenso ist die Einnahme für Kinder und Jugendliche nicht zu empfehlen.
Solange es nicht zur Überdosierung kommt, sind Nebenwirkungen bei Erwachsenen (außerhalb der Schwangerschaft) nicht zu befürchten.

ACHTUNG:
Hier eine wichtige Anmerkung zum Anbau der Chlorella-Algen. Es ist darauf zu achten, dass auf keinen Fall zu Produkten gegriffen wird, deren Anbau in bedenklichen und stark verseuchten Gebieten stattfindet. Nicht selten kommen Produkte aus China, die mit Schwermetallen, Industriegiften, Pflanzenschutzmitteln und Kadmium belastet sind. Solche Produkte sind auf keinen Fall gesundheitsfördernd, sondern sehr giftig für den Organismus. Bei solchen Produkten kann es u.a. zu Nerven- sowie Hirnschädigungen, Krebs und anderen Krankheiten kommen.

MSM – Organischer Schwefel

Die Schwefelverbindung Methylsulfonylmethan (MSM-Schwefel) gehört zu den eher unbekannten Nährstoffen. Dennoch gehört er zu den wichtigsten Mineralstoffen überhaupt. MSM ist in vielen tierischen sowie pflanzlichen Organismen zu finden. Schwefel macht 0,2 Prozent des Körpers aus, und kommt somit häufiger vor, als beispielsweise das Spurenelement Eisen oder das essenzielle Mineral Magnesium.

Wichtig für:

Gesunde Magenschleimhaut (Parasiten können sich nicht ansiedeln) – positive Wirkung auf übersäuerten Magen – Unterstützung des Stoffwechsels – Entgiftung des Körpers – Unterstützung des Immunsystems – Zellwandaufbau – Gewebe – Gelenke – Muskeln – natürliches Schmerzmittel - entzündungshemmend

Wirkung von MSM-Schwefel

Mit Hilfe von MSM-Schwefel stellt der Körper verschiedene Enzyme, Aminosäuren und Hormone her.

Die Entgiftung des Körpers, der Eiweißstoffwechsel sowie der Aufbau des Bindegewebes sind ohne MSM-Schwefel nicht möglich!

MSM-Schwefel wirkt stärker und gezielter in Verbindung mit Sauerstoff und anderen Vitaminen (wie z.B. Vitamin C) und Mineralien, daher zeigt der alleinige Einsatz dieses Stoffes lediglich eine geringe Wirkung.

Bei folgenden Beschwerden findet MSM-Schwefel Anwendung:
Allergien – Arthrose und Arthritis – chronische Schmerzen in Muskeln und Gelenken – Migräne – Befall mit Parasiten und Pilzen – Sodbrennen – Verstopfung – Diabetes – Rheuma – Muskelkater und generellen Schmerzen in den Muskeln – Entgiftung – Glutathionsynthese

Mangelerscheinungen
Die Mangelerscheinungen durch MSM-Schwefel sind unbestimmbar. Einzelne Symptome sind schwer auf einen ausschließlichen Mangel an MSM zurückzuführen.

Mögliche Symptome bei MSM-Mangel:
Leberbeschwerden – Störung der Durchblutung – Niedergeschlagenheit und gedrückte Stimmung – Gelenkbeschwerden – Ängste – fahle Haut – brüchige Fingernägel – schwaches Bindegewebe – stumpfe, glanzlose Haare – Allergien

Dosierung und Einnahme

Laut der American Food and Drug Administration (FDA) handelt es sich bei MSM-Schwefel bei einer täglichen Dosierung von maximal 4 Gramm pro Tag um ein unbedenkliches Nahrungsergänzungsmittel. Bei Patienten, die an Arthrose oder anderen Entzündungen leiden, ist anfangs eine tägliche Einnahme von 2-3 Gramm pro Tag zu empfehlen, bei sehr starken Schmerzen ist eine zeitweilige Einnahme von 4 Gramm pro Tag möglich und es besteht die Möglichkeit, die Dosis bis auf 10 Gramm pro Tag zu erhöhen.

Wichtig:

Die Einnahme dieses Nahrungsergänzungsmittels ist nicht für jede/n geeignet. Insbesondere Schwangere und Frauen, die sich in der Stillzeit befinden, sollten auf die zusätzliche Einnahme von MSM-Schwefel verzichten! Ebenso ist die Einnahme für Kinder und Jugendliche nicht zu empfehlen. Solange es nicht zur Überdosierung kommt, sind Nebenwirkungen bei Erwachsenen (außerhalb der Schwangerschaft) nicht zu befürchten.

Transdermaler Einsatz von MSM-Schwefel

Bei Beschwerden, wie beispielsweise Akne, Rötungen sowie starkem Juckreiz ist der Einsatz in Form einer Salbe zu empfehlen. Hierzu trägt man 2- bis 3-mal täglich die Salbe an den betroffenen Stellen auf. Auch bei Schmerzen an Gelenken und Muskeln ist das Auftragen einer Salbe möglich.

OPC Traubenkernextrakt

OPC (Oligomere Proanthocyanidine), auch Vitamin P genannt, ist ein sekundärer Pflanzenstoff, der 1948 entdeckt wurde und als stärkster Gefäßschutz sowie als einer der stärksten Antioxidantien gilt. OPC besitzt eine 100-prozentige Bioverfügbarkeit und schützt die Zellen vor freien Radikalen. Traubenkernextrakt hat eine 50 mal höhere antioxidative Wirkung als Vitamin E, sprich, es hat eine 50 mal höhere Wirkung beim Schutz der Zellen vor freien Radikalen als Vitamin E. Und eine 20 mal höhere Wirkung als Vitamin C, was jeden dazu bewegen sollte, diesen sekundären Pflanzenstoff genauer zu studieren. Jeder – vom Kind bis zum Greis – kann diese Substanz zu sich nehmen, auch Schwangere (allerdings von Trauben und nicht von der Pinienrinde). Bei Schwangeren sorgt OPC für ein gestärktes Immunsystem des Kindes und für eine bessere Durchblutung der Plazenta.

Positive Wirkung auf:

Fließeigenschaft des Blutes – Entgiftung des Körpers – Widerstandsfähigkeit der Blutgefäße (Vorbeugung von Schlaganfällen) – Herzkreislaufsystem – Blutfette – Zuckerhaushalt – Augen – Allergien – Haut (Akne, Neurodermitis, trockene Haut) – Elastizität der Fuß- und Fingernägel – Wunden und Knochenverletzungen – Krebs – degenerative Alterungsprozesse (Alzheimer, Demenz, Gedächtnisschwund, Parkinson) – Atemwege – Stimmung (Depression, Lern- und Konzentrationsschwierigkeiten usw.) – Immunsystem – Niere – Osteoporose – Leber

Wo ist OPC zu finden?

- Traubenkerne
- Grüner Tee
- Erdbeeren
- Heidelbeeren
- Rote Weintrauben
- Äpfel
- Pinienrindenextrakt der Strandkiefer
- Rote Erdnussschalen

Einnahme und Dosierung

Die tägliche Dosierung von OPC liegt zwischen 250–300 mg in Kapselform, und ½ Teelöffel in Pulverform.
Grundsätzlich liegt die Empfehlung bei ca. 3 mg pro Kg Körpergewicht und kann bis auf 5 mg erhöht.
OPC sollte man ca. 30 min nach dem Frühstück bzw. Mittagessen einnehmen. Tipp: Nimm OPC immer zusammen mit Vitamin C ein, da die Wirkung von Vitamin C bis zu 10 mal stärker wird.

Menschen mit erhöhtem Bedarf:
Menschen, die viele Giftstoffe zu sich nehmen und rauchen sowie Patienten mit Krebs haben einen erhöhten Bedarf an diesem Nährstoff. Hier ist die individuelle Einnahme der Patienten mit dem jeweiligen Arzt abzusprechen. An dieser Stelle möchte ich Dich darauf aufmerksam machen, dass alle Einnahmen über 300 mg täglich ärztlich überwacht werden sollten. Die gewünschten Wirkungen von OPC treten in der Regel nach 4-8 Wochen ein, dies ist abhängig von der Ernährung und den aktuellen Beschwerden des Betroffenen.

OPC und Krebs
Seit 1994 werden Studien veröffentlicht, die eine positive Wirkung bei Darm- und Brustkrebs darlegen. Traubenkernextrakt kann das Wachstum verschiedener Krebsarten hemmen, wie z.B. Magen-, Darm-, Brust- und Prostatakrebs. Studien der University of Colorado Cancer Center und der Skaggs School of Pharmaceutical Sciences stellten fest, dass OPC (Traubenkernextrakt) eine vernichtende Wirkung auf Krebszellen hat (OPC lässt Krebszellen absterben und leitet die Apoptose ein), wobei gesunde Zellen unversehrt bleiben.

Schwarzkümmelöl

Schwarzkümmel (Nigella Sativa) ist eine Pflanzengattung in der Familie der Hahnenfußgewächse.
Im Orient wird Schwarzkümmel seit über 2000 Jahren als Gewürz sowie als Medizin verwendet. Im asiatischen Raum wird er auch als Black Onion Seed („schwarzer Zwiebelsamen") bezeichnet.

Eigenschaften

Entzündungshemmend – schmerzlindernd – antiallergisch - krampflösend – antibakteriell – pilztötend – stärkt das Immunsystem – blutdruck- sowie blutzuckersenkend – antioxidativ – verdauungsfördernd – krebshemmend – Migräneprophylaxe

Verbreitung

Die ursprüngliche Heimat des Schwarzkümmels liegt im Irak und in der Türkei. Schwarzkümmel gedeiht auch in Südeuropa, Indien sowie in Pakistan und Nordafrika. Auch in der islamischen Welt verhalf die Aussage des Propheten Muhammed „im Schwarzkümmel gibt es Heilung für jede Erkrankung mit Ausnahme des Todes" zu großer Popularität. Schwarzkümmelöl wird seit Jahrhunderten erfolgreich angewandt und ist im Nahen Osten in jedem Haushalt vorzufinden.

In der Naturheilkunde wird Schwarzkümmelöl u.a. bei folgenden Beschwerden eingesetzt:

Allergien – Neurodermitis – Schuppenflechte – zur Regulierung des Immunsystems – Asthma – Verdauungsprobleme – hoher Blutdruck – Migräne – Krebs – entzündliche Erkrankungen

Auch in der Tiermedizin findet Schwarzkümmelöl seine Anwendung.

Interessant ist auch, dass in der Datenbank Public Med. veröffentlichte Studien existieren, die eine Wirksamkeit gegen spezielle Krebsarten belegen.

Bei Autoimmunerkrankungen wird ebenfalls eine positive immunmodulatorische Wirkung bestätigt.

Mögliche Nebenwirkungen des Schwarzkümmelöls
Aufgrund der starken Konzentration des Öls sind kleinere Magenbeschwerden möglich. Auch kann es bei einer Überdosierung zur Reizung der Magenschleimhäute kommen.

Was macht uns krank?

- **80 Prozent aller Erkrankungen entstehen aufgrund einer ungesunden Ernährung**
- **Mangel an Bewegung**, schwache Muskeln, schwache Knochen, wenig Mitochondrien, keine Ausdauer
- **Mikronährstoffmangel:** Vitamin D-, Vitamin C-, Magnesium-, Selen- und Zinkmangel etc.
- **Gründe für Mikronährstoffmangel**: Medikamente, instabile Darmflora, Monokulturen, Hybridsorten, Pestizide, zu frühes Ernten, Alkoholkomsum, Drogen
- **Schocktraumata** – Verlust durch Tod nahestehender Personen, Missbrauch, Vergewaltigung, Mobbing etc.
- **Ungleichgewicht in Psyche, Geist und Seele** – Stress und Druck in der Arbeit, Schule, Universität, Familie, Stress mit Freunden, toxische Beziehungen, Mobbing
- **Umweltgifte/Toxine** – Zigaretten, Shisha, E-Zigarette, Schwermetalle, Pestizide (Glyphosat), Aluminium im Deo, Medikamentenreste/Hormonreste im Leitungswasser, Fluorid in der Zahnpasta, Amalgam-Zahnfüllungen, Konservierungsstoffe, Elektrosmog (Wlan, Telefonstrahlung), Plastik, Bisphenol A, Waschmittel nicht pflanzlicher Herkunft, östrogenähnliche Chemikalien, Kosmetikprodukte mit gesundheitsschädlichen Substanzen (Parabene, Silikone, Phytalate etc.), Bestandteile in Impfungen (Aluminium, Fremd-DNA, Fremdeiweiße, Antibiotika, Polysorbat 80, Formaldehyd) Mehr Infos zum Thema Impfungen: www.bachmair.org – www.impfschaden.info

Was gesund oder krank macht?!

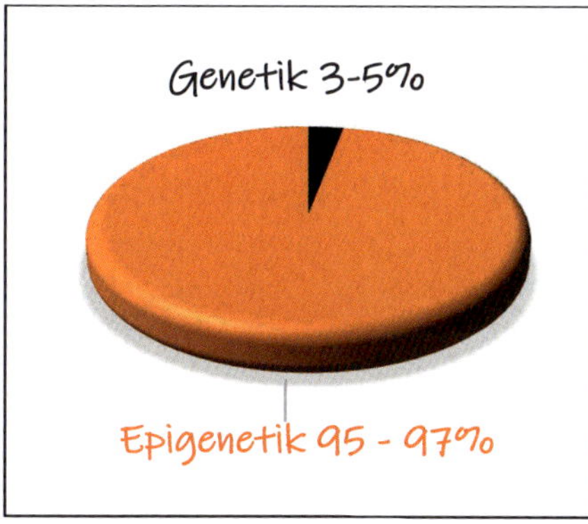

In den meisten Fällen nicht die Genetik.

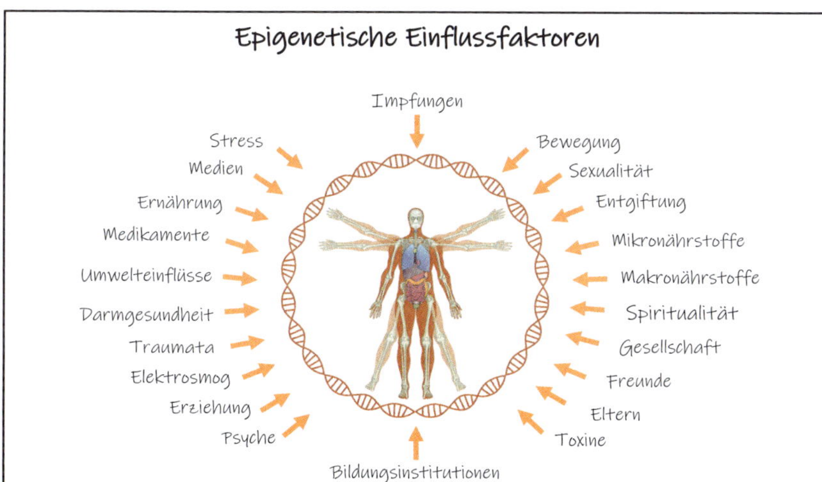

Was macht uns gesund?

Geistige Gesundheit

Meditation – Autogenes Training – Neurolinguistische Programmierung – Affirmationen – Autosuggestion – Atemtechniken – Psychoneuro-immunologische Therapie – Duft/Farbentherapie – Naturspaziergänge – Achtsamkeitstraining – Reflexionstraining – Dankbarkeitstraining – gesundes Ausleben der Sexualität – gesundes Gottesbewusstsein

Gesunde Ernährung

Öl-/ Eiweißkost nach Dr. Johanna Budwig – Fasten – Ketogene Diät – Vegane Ernährung – Vegetarische Ernährung – Paleo Ernährung – Mittelmeerkost – Quellwasser – Umkehr-Osmose Wasser

Naturheilkunde

Orthomolekulare Medizin – Chinesische Medizin – Entgiftung – Ayurvedische Medizin – Fasten/intermittierendes Fasten -Umweltmedizin nach Dr. Klinghardt – nach Dr. Mutter – Alternativmedizin nach Dr. Rath – Impfschadenbehandlung nach Andreas Bachmair

Bewegung
Intervalltraining – Nordic-Walking – Krafttraining – Dehnen – Fahrrad fahren – Joggen – Training mit dem eigenen Körpergewicht – Schwimmen – Kampfsport/Kampfkunst – Ballsportarten - Faszientraining

Wellness
Diverse Massagen - Sauna – Chiropraktik – Akupressur – Infrarot Sauna – Sonnenbaden – Hydrotherapie nach Kneipp – Oxytocin auslösende Maßnahmen

Elektrosmog Detox
Smartphonefreie Zeiten im Alltag oder an einem Tag einrichten und diese Zeiten mit Spaziergängen im Wald oder in der Natur ersetzen – Smartphoneverzicht auch im Urlaub – Smartphone nachts auf Flugmodus einstellen – Wlan nachts ausschalten – Smartphone beim Telefonieren nicht an den Kopf und immer so fern wie möglich vom Körper halten

Die Verschwörungstheorie

Wir leben in einer Zeit, in der viel verzerrt wird und viele Dinge nicht so dargestellt werden, wie sie wirklich sind. Medien, relevante Institutionen oder auch die Politik tragen dazu bei, dass die Bevölkerung überstimuliert wird mit Informationen. Die Informationswege zu verfolgen, ist kaum mehr möglich und um Dinge nachzuvollziehen wird man gezwungen, in der Freizeit **„Hobby-Journalismus"** zu betreiben. Diese Tätigkeit ist mühsam und zeitaufwendig und bei vielen kommt es auch gar nicht dazu, weil sie ständig mit Dingen zu tun haben, die sie ablenken. Kommt es schließlich zur Recherche, landet man im Internet oder man liest Bücher, die aufklärende Thematiken behandeln. Man bekommt eine andere Sicht auf die Dinge und sieht, dass es auch andere Meinungen gibt, als in den Mainstream Medien. **Was unseren Kulturkreis angeht, besonders die Kultur, in der ich aufgewachsen bin, ist es so, dass die Skepsis immer eine Grundhaltung gegenüber einer Sache darstellt.** Die Skepsis nähert den Menschen an die Realität einer Sache an, weil er somit neutral Dinge betrachten kann. Aristoteles sagte:

„Wer Recht erkennen will, muss zuvor in richtiger Weise gezweifelt haben."

So ist Skepsis derzeit in unserer Gesellschaft meistens etwas, das mit „Verschwörungstheorien" assoziiert wird. Uns wurde die gesunde deutsche Skepsis genommen. Und jedes Mal, wenn man etwas unbekanntes zitiert oder etwas kundtut, das einem anderen nicht in das persönliche Weltbild passt, wird man umgehauen mit der **„Verschwörungstheoretiker-Keule"** und wird hiermit mundtot gemacht oder als eine Person definiert, die der allgemeingesellschaftlichen Meinung zuwider handelt. Genau auf diesen Zustand passt die Aussage von Soren Kierkegaard:

„Je mehr Leute es sind, die eine Sache glauben, desto größer ist die Wahrscheinlichkeit, dass die Ansicht falsch ist. Menschen die Recht haben, stehen meistens allein."

Die Skepsis und der grundlegende Zweifel helfen in den meisten, den verantwortungsvolleren und geraderen Weg zu gehen. Johann Wolfang von Goethe sagte:

„Ins Sichere willst Du Dich einbetten!
Ich liebe mir inneren Streit:
Denn wenn wir die Zweifel nicht hätten,
wo wäre denn frohe Gewissheit."

Liebe Leser, verliert nie die gesunde Skepsis und den gesunden Zweifel, besonders im Falle Deines Körpers und Deines Geistes. Dein größtes Hab und Gut!

Schlusswort

Abschließend möchte ich mich bei Dir bedanken, dass Du Dir die Zeit genommen hast, meinen Worten Aufmerksamkeit zu schenken. **Es ist kein Leichtes, sich bei so einem hohen Aufkommen an Informationen zurechtzufinden und das Richtige vom Falschen zu unterscheiden. Besonders dann nicht, wenn es bei einem Thema wie der Ernährung nicht die „eine" Wahrheit gibt.** Genau aus diesem Grund habe ich dieses Buch geschrieben. Eines, was Du als allgemeinen Wegweiser nutzen kannst für mehr Wohlbefinden und Lebensqualität im Alltag. **Es soll Dir einen einfachen Weg aufzeigen, die Grundprinzipien der Gesundheit umzusetzen. Denn genau diese waren es, die mir in der Vergangenheit über Jahre hinweg geholfen haben, Menschen auf ihrem Weg zur Gesundheit zu begleiten.** Ich hoffe, dass auch Du davon profitieren kannst.

Vielen Dank und in Liebe

Yunus Güven

Danksagung

Hiermit möchte ich mich an erster Stelle beim Schöpfer des Universums bedanken und bei allen, die an der Verwirklichung des Buches beteiligt waren. Ich huldige jede Minute Arbeit, die ihr euch Zeit genommen und Anstrengung unternommen habt, um meinen Traum des Buches in Erfüllung gehen zu lassen. Ihr seid Teil meiner größten Träume geworden und ich hoffe, wir werden mit diesem Buch eine Menge Menschenleben sehr positiv verändern. **Besonders nachdrücklich zu erwähnen sind die größten Helden meines Lebens: meine Eltern**, die all' meine leidenschaftliche Tätigkeit und den großen Erfolg überhaupt erst ermöglicht haben. Meine Eltern förderten schon immer die altruistischen Motive in mir, im Sinne des Kollektivs zu handeln und lehrten mir die Wichtigkeit der Bildung.

Vielen lieben Dank, Mama und Papa!

Zu allerletzt, nicht zu vergessen, **danke liebes Deutschland!** Danke, dass ich hier Bildung genießen durfte und sie bis zum heutigen Tage in vollen Zügen genieße. Nie sah ich die Möglichkeit, mich in diesem Lande bilden zu dürfen, als selbstverständlich an.

Der Undank ist immer eine Art Schwäche. Ich habe nie gesehen, dass tüchtige Menschen undankbar gewesen wären.

Johann Wolfgang von Goethe

Die Menschen glauben viel leichter eine Lüge, die sie schon hundertmal gehört haben, als eine Wahrheit, die ihnen völlig neu ist.

Alfred Polgar

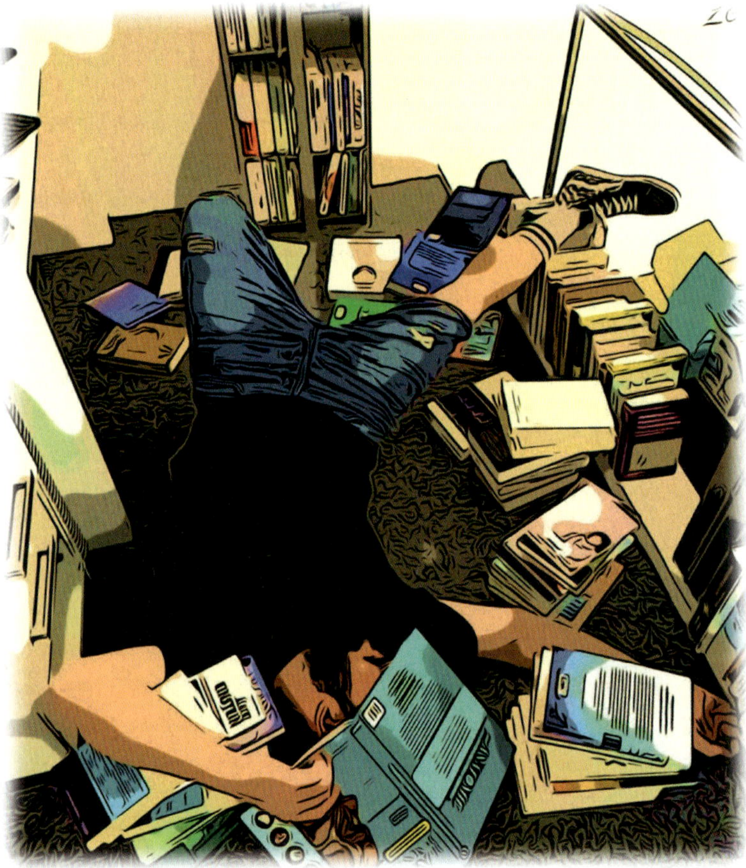

Anekdote zu meiner Sucht

Bücher sind die Dinge, weshalb ich mein Aufwachsen in Deutschland so sehr schätze, denn in Deutschland legt man einen großen Wert auf Wissen und Bücher.

Der Umgang meiner deutschen Mitbürger mit Büchern und dem Wissen bewegte mich stets dazu, Büchern einen großen Einfluss auf mein Leben zu geben.

Wenn ich bei deutschen Familien eingeladen war, sah ich Regale voller Bücher. Wenn ich in Bus und Bahn saß, sah ich immer wieder Köpfe in Büchern baden. Wenn sie sich Geschenke machten, waren es Bücher.

Es ist ein Grundstein deutscher Kultur, Wissen in Büchern festzuhalten, bis zu dem Punkt, dass Gesetze verabschiedet werden, die das Wissen schützen und verehren, z.B. die Buchpreisbindung.

Schließlich ist diese Art der Kultur ein Teil meiner tiefsten Leidenschaften geworden - Bücher.

Heinrich Heine sagte:

„Von allen Welten, die der Menschen erschaffen hat, ist die der Bücher die Gewaltigste."

Haftungsausschluss

Dieses Buch ist eine allgemeine Richtlinie für einen gesunden Lebensstil. Jede vorgeschlagene Verhaltensweise oder Vorsorgemaßnahme, die in diesem Buch erwähnt wird, soll nicht die Behandlung oder den Rat qualifizierter Mediziner, Naturheilkundler oder Heilpraktiker ersetzen. Weder der Autor noch der Herausgeber können für irgendeinen gesundheitlichen Schaden oder einen Verlust verantwortlich gemacht werden, der durch den Gebrauch oder Missbrauch der sich in diesem Buch befindenden Informationen entsteht. Vorliegende Angaben und Informationen stellen keine gesundheitsbezogene Werbeaussagen für Lebens-, Nahrungs- oder Nahrungsergänzungsmittel dar, sondern sind Ausdruck meiner Meinungsfreiheit i.S.v. Art. 5 | 1 GG

Guten Appetit!

HAST FU FRAGEN?

MÖCHTEST DU IN MEIN COACHING?

Du kannst mich gerne über meine
Internetseite kontaktieren www.vitaminotheke.de
oder über Instagram - @Vitaminotheke

Der Arzt der Zukunft wird keine Medizin verabreichen, sondern seine Patienten vielmehr dazu anregen, sich für den menschlichen Körper, für Ernährung und für die Ursache und Prävention von Krankheiten zu interessieren.

Thomas Edison (1847-1931)

Hausaufgaben

Formuliere in 5-10 Sätzen was Dir Deine Gesundheit und die Gesundheit Deiner Familie Wert ist:

Mach ein Foto von Deinen Antworten und sende es mir auf den sozialen Netzwerken. Instagram: (@vitaminotheke)

Was passiert, wenn man nicht verantwortungsvoll mit seiner Gesundheit umgeht und nicht wissbegierig ist? Teile Deine Erfahrung mit mir.

Mach ein Foto von Deinen Antworten und sende es mir auf den sozialen Netzwerken. Instagram: (@vitaminotheke)

Wenn Du das Buch gelesen hast, würde ich mich über ein Feedback freuen.

Mach ein Foto von Deinem Feedback und sende es mir auf den sozialen Netzwerken. Instagram: (@vitaminotheke)